Maria Theresia Schubert

System Familie und Geistige Behinderung

Springer-Verlag Wien New York

Dr. Maria Theresia Schubert
Heilpädagogische Abteilung, Universitäts-Kinderklinik, Wien

Die Arbeit wurde mit Unterstützung des Bundesministeriums für Familie, Jugend und Konsumentenschutz durchgeführt.

Mit 9 Abbildungen

Umschlagbild: Zeichen für „Konfliktumleitung" (nach: Minuchin, S.: Familie und Familientherapie. Therapie und Praxis struktureller Familientherapie, 3. Aufl. Lambertus-Verlag, Freiburg, 1979). Diese Familienstruktur wird bei Familien mit behinderten Kindern durch Einzelergebnisse der Studie nahegelegt.

Der Abdruck des Gedichtes „Heilungsvollzug" von Erich Fried auf S. VII erfolgte mit freundlicher Genehmigung des Verlages Klaus Wagenbach, Berlin.

CIP-Kurztitelaufnahme der Deutschen Bibliothek

Schubert, Maria Theresia:
System Familie und Geistige Behinderung / von Maria Theresia Schubert. —
Wien; New York: Springer, 1987.
ISBN-13: 978-3-211-82021-6 e-ISBN-13: 978-3-7091-8938-2
DOI: 10.1007/978-3-7091-8938-2

ISBN-13: 978-3-211-82021-6

Für Ernst Tatzer

Anstelle eines Vorworts

Heilungsvollzug
Erich Fried, 1985

„Und mache ihn wieder
normal
damit er
zu dieser
Welt paßt"

Wie elend der Auftrag ist
das hängt davon ab
wie blutig
die Welt ist
und wie menschenfeindlich
die Norm

Denn keiner soll passen
zu dieser Welt
wie das Brennholz
zur Flamme
sondern nur
wie der
der ihn löscht
zum Brand

Ich danke den Familien für ihre Mitarbeit und allen, die mich bei dieser Arbeit unterstützt haben.

Wien, im November 1987 **Maria Theresia Schubert**

Inhaltsverzeichnis

Einleitung

Den Studien an Familien mit behinderten Kindern ist vorgeworfen worden, daß sie Bilder benutzen, „die verunklaren statt zu erhellen" (Thomas, 1980). Gemeint ist in erster Linie das viel verwendete und wohl auch viel strapazierte Bild der „behinderten Familie" („Familien mit behinderten Kindern sind behinderte Familien"), aber auch das einer sich heroisch aufopfernden (Teil-) Familie. Beide Darstellungen, so Thomas, enthalten „Elemente der Wahrheit". Beide sind meines Erachtens aus gutem Grund durch eine mehr oder weniger intime Kenntnis von Familien mit behinderten Menschen entstanden. Auch eine Reihe eigener praktischer Erfahrungen im Umgang mit Familien, in denen schwer- und schwerstbehinderte Kinder aufwachsen, lehrte es, diese Bilder anzuwenden.

Richtig ist allerdings, daß innerhalb der empirischen Familienforschung noch zu wenig wissenschaftlich gesichertes Material vorgelegt werden konnte, das geeignet wäre, die Bilder zu überprüfen und zu differenzieren. Die Gründe dafür sind vielfältig. Zum einen befindet sich die familiendiagnostische und Interaktionsforschung praktisch wie theoretisch auf einem noch unausgereiften Stand (Brunner, 1984). Dies erschwert und schränkt die Wahl eines geeigneten Instrumentariums erheblich ein. Es führte in der Vergangenheit dazu, daß sich eine Reihe von Forschern mit fragmentarischen Interviews begnügte, die nur einen Teil sehr spezifischer Fragestellungen abdecken konnten. Zum anderen ist das Problem der Stichprobenwahl bei Familien mit behinderten Menschen besonders schwierig und heikel. Die Gefahr, hochselektive Stichproben zu produzieren, ist nicht immer bewußt und es ist auch schwierig ihr entgegenzuwirken. Schließlich ist bisher noch kaum versucht worden, vergleichbare Kontrollgruppen einzusetzen, also sogenannte Normalfamilien den Familien mit behinderten Kindern gegenüberzustellen. Wissenschaftlich abgesicherte familiendiagnostische Ergebnissse, die es erlauben, eine systemische Sichtweise anzuwenden, stehen also besonders im Bereich behinderungsspezifischer Forschung noch aus.

Der Forscher im Bereich „Behinderung und Familie" sieht sich jedoch von Anfang an veranlaßt festzuhalten, daß seinen Bemühungen und Ergebnissen nicht allein wissenschaftliches Interesse zugrundeliegt. Familien, in denen schwerbehinderte Kinder aufwachsen, sind ohne Zweifel aus den vielfältigsten Gründen gewaltigen Belastungen ausgesetzt. Sie verdienen daher die besondere Aufmerksamkeit und Unterstützung innerhalb einer Gesellschaft, die für sich in Anspruch nimmt, hochentwickelt und hochspezialisiert zu sein. Doch Unterstützung, vor allem die „richtige" Unterstützung, setzt ein differenziertes Verständnis voraus; dieses wiederum gesicherte Erkenntnisse, die über das bloß Vermutete und Verallgemeinernde einzelner Erfahrungen hinausgehen. Sie müssen vielmehr auf der Basis kontrollierter wissenschaftlicher Aussagen versuchen, einen konstruktiven Beitrag zum besseren Verständnis und zur Unterstützung von Familien mit behinderten Menschen vorzulegen. Dies war Anlaß und Ziel der vorliegenden Studie.

I. Theoretische Positionen und Wissensstand aus der Literatur

A. Impulse für die Familienforschung im Bereich der Behindertenarbeit — Auftrag und Legitimation

Familienforschung im Bereich der Behindertenarbeit wird seit geraumer Zeit von vielen Seiten gefordert, ja unter den Forschungsaufgaben zum Teil an die vorderste Stelle gereiht (vgl. Kerkhoff, 1981). Die starke Gewichtigkeit, die diesem Forschungsbereich gegenwärtig zukommt, erhält Impulse aus sehr unterschiedlichen Positionen:

1. Aus der verstärkten Bedeutungszuweisung an die Familie bei der Sozialisation des Kindes, besonders des behinderten Kindes, und einem auf partnerschaftliche Ergänzung hin sich wandelnden Verhältnis zwischen Eltern und Fachleuten innerhalb der Sonderpädagogik.

2. Aus der sozialwissenschaftlichen Fundierung des Begriffes „Behinderung" und den sich daraus ergebenden sozialpolitischen Anstößen und Implikationen.

3. Aus der wissenschaftstheoretisch und epistemologisch begründeten und gegenwärtig stark in den Vordergrund gerückten Position des systemisch-holistischen Paradigmas.

1. Zur Familien- und Elternarbeit aus der Sicht der Sonderpädagogik

Die grundlegende Bedeutung der Familie und die zentrale Rolle der Eltern bei Erziehung und Sozialisation des Kindes werden in jüngerer Zeit wieder nachdrücklich betont und unterstrichen. „Besondere erzieherische Relevanz gewinnt die Familie, wenn ein behindertes Kind zu den Familienangehörigen zählt" (Kerkhoff, 1981). Hier wird insbesondere bei der Frühförderung behinderter Kinder der Elternarbeit ein zentraler Stellenwert eingeräumt (Speck, 1983). Die Bedeutung der Elternarbeit erhält mit der übereinstimmenden Erkenntnis Begründung, daß „gezielte Entwicklungsförderung bei Kindern im frühen Lebensalter in der Regel innerhalb der Familie und durch diese am sinnvollsten und effektivsten ist und sich nicht nur im Absolvieren von punktuellen pädagogisch-therapeutischen Programmen ‚am' Kind erschöpft" (Weiss, 1983). Der Sonderpädagoge kann sich der Aufgabe der Eltern- und Familienarbeit, d. h. der Zusammenarbeit mit den Eltern und übrigen Familienmitgliedern nicht entziehen; „Frühförderung ist zugleich Familienarbeit" (ebd.).

Zwischen Eltern und Fachleuten wird neuerdings ein sich wandelndes Verhältnis registriert und propagiert (Speck, 1983; Schubert und Tatzer, 1987). Fanden sich die Eltern den Experten gegenüber früher in der Rolle der Laien (Laien-Modell), gänzlich von den Spezialisten als primäre Fachautorität abhängig, so wurden sie später als Kotherapeuten, sozusagen als verlängerter Arm der Therapeuten herangezogen (Kotherapie-Modell) und werden neuerdings zu partnerschaftlicher Kooperation (Kooperations-Modell) von und mit den Experten eingeladen. Gemeinsam soll in gegenseitiger Ergänzung, Achtung und Beachtung das für die individuelle Förderungssituation bestgeeignete und passende Förderkonzept für das Kind gefunden werden (Speck, 1983). Das als „offene, komplementäre Kooperation" zwischen Spezialisten und Eltern angelegte „Zusammenwirken zu einem *Ganzen*" (ebd.), soll durch einen Annäherungsprozeß von beiden Seiten her möglich werden.

Arbeit mit den Eltern bzw. mit der ganzen Familie im Sinne eines therapeutischen Ganzen (eines „therapeutischen Systems") wird also als Voraussetzung für eine zielführende (Früh-)Förderung des behinderten Kindes erkannt und erhält daraus ihre Begründung und ihren Stellenwert. Dieser „positive Begründungszusammenhang" (Weiss, 1983), wird gegenüber einem sogenannten negativen, nämlich dem der belasteten, „behinderten", möglicherweise pathogenen Familie ausdrücklich abgehoben. „Einseitig psychologisierende Beratungskonzepte" (Weiss, 1983), die sich etwa an einem psychoanalytischen Ansatz orientieren, werden problematisiert und kritisiert; vor „Verpsychologisierung" oder gar „Psychiatrierung" in der Beratung von Eltern behinderter Kinder wird ausdrücklich gewarnt (vgl. auch Balzer und Rolli, 1975).

Die neue Entwicklung im Bereich der Sonderpädagogik geht allerdings nicht ohne Probleme vor sich; denn durch die Intensivierung der Eltern- und Familienarbeit wird die „bislang klar abgegrenzte, auf das Kind bezogene Rollenverteilung zwischen Früherzieher und Eltern ins Wanken gebracht" (Warnke, 1983). Mitarbeiter von sonderpädagogischen Einrichtungen klagen über unzureichende Ausbildung und Schulung in Gesprächsführung, Systemerkennung und familientherapeutischen Interventionen. Sie laufen Gefahr, sich zu einer Überschreitung ihrer Kompetenzen verleiten zu lassen, besonders wenn sie mit offensichtlichen Beziehungskonflikten zum behinderten Kind, mit Partnerschwierigkeiten u. a. m. konfrontiert werden. Vielfach sind sie durch Probleme in der Auseinandersetzung und Kooperation mit den Eltern (z. B. Rivalität Mutter—Therapeut, überhöhte Erwartungen an die Therapie, mangelnde Bereitschaft zur Mitarbeit) überfordert und frustriert. Aus diesem Dilemma heraus beurteilt ein Teil der Fachleute die Elternarbeit eher zurückhaltend bzw. verkürzt sie auf „eine individuelle Einstimmung der Eltern auf das zu erwartende Paket von Maßnahmen" (Thurmair, 1983). Wenn Eltern allerdings bloß als „Mittel" zur Erreichung der Zwecke der Frühförderung angesehen werden und ihre Kompetenz für die Erreichung dieser Zwecke von vornherein „negiert wird" (ebd.), so ist „Konfrontation statt Kooperation" (Warnke, 1983) vorgezeichnet.

Aus der heutigen Diskussion innerhalb der Sonderpädagogik ist zu erkennen, daß die Rolle der Eltern als nachgeordnete Therapeuten ihrer Kinder bzw. als rein quantitative Unterstützung und Ergänzung des fachlichen Engagements noch nicht vollständig überwunden ist. Der Prozeß der Umorientierung ist praktisch wie theoretisch noch nicht abgeschlossen.

In dieser Situation ist einerseits das Bemühen um eine klare

Grenzziehung der fachlichen Kompetenz des Sonder- und Heilpädagogen zu registrieren, andererseits eine Bewußtseinserweiterung auf bedeutsame, als notwendig erkannte, *familiendynamisch* relevante Maßnahmen, wie z. B. die Einbeziehung der Väter. Beide Aspekte gemeinsam, die Bescheidung und Begrenzung auf der einen Seite, die Erweiterung des Blickwinkels auf der anderen, scheinen tatsächlich geeignet, den Sonderpädagogen im Selbstverständnis und in den Ansprüchen seiner Arbeit in ein Dilemma zu bringen. Dies um so mehr, als innerhalb der Sonderpädagogik selbst Momente bewußt werden, wo „Art und Weise der Zusammenarbeit nicht mehr der Familie dient, sondern zu ihrem Schaden umzuschlagen vermag" (Warnke, 1983). „Die Beanspruchung der Familie für die erzieherischen und therapeutischen Belange der professionellen Seite hat dort ihre Grenzen, wo die Gesundheit und die Stabilität der Gesamtfamilie bedroht wird (ebd.)". Dies ist etwa durch eine Isolierung des Vaters, eine Verstärkung der Mutter—Kind—Symbiose, eine Förderung des Ungleichgewichts in der Erziehungskompetenz zwischen Vater und Mutter *durch* therapeutische Zusammenarbeit mit Teilen der Familie denkbar.

Diese unbefriedigende Situation verlangt u. a. danach, durch vermehrte Forschungsanstrengungen genauere Kenntnis über das komplexe Beziehungsgefüge in Familien mit behinderten Kindern sowie über die Eltern-Therapeuten-Interaktion und Wechselwirkungen zwischen beiden zu gewinnen. Die systemische Familien- und Interaktionsforschung erhält hier deutliche Impulse und ein wichtiges Aufgabengebiet. War es zunächst ihr Auftrag, aus der Fokusierung auf das behinderte Kind und seine besonderen Bedürfnisse, familiäre Bedingungen zu analysieren, die einer optimalen Entwicklung des behinderten Kindes hinderlich oder förderlich sind, so treten jetzt Fragen nach den Belastungen und Bedürfnissen der Familie selbst — außer- wie innerfamiliäre — in den Vordergrund. Der einseitig auf Erziehungs- und Bildungsfragen fixierte und verengte Interessensschwerpunkt wird kritisiert (von Ferber, 1983), weil er andere Aspekte des Zusammenlebens mit behinderten Menschen und ihren Familien nahezu gänzlich außer acht läßt. Darüber hinaus wird die Erforschung von interdependenten Prozessen der Eltern-Therapeuten-Interaktion und -Kooperation dringlich und macht Anleihen bei den Systemwissenschaften notwendig.

2. Zur sozialwissenschaftlichen Fundierung des Begriffes „Behinderung“

Das noch junge Fach „Soziologie der Behinderten“ ist um eine sozialwissenschaftliche Fundierung des Begriffs „Behinderung“ bemüht. Arbeiten dazu gehen vor allem auf Jantzen (1974, 1976), von Ferber (1976), Thimm(1975), Runde und Heinze (1979) und Heinze und Runde (1982) zurück.

Von sozialrechtlicher Seite wird „Behinderung“ in erster Linie von den Folgen für die Berufs- und Erwerbstätigkeit („Minderung der Erwerbsfähigkeit“) definiert und quantifiziert. Das Recht des Behinderten und seiner Familie auf Hilfe — spezielle Dienste, Sach- und Geldleistungen — wird medizinisch begründet, d. h. „Behinderung muß als biopsychologischer Tatbestand definiert sein“ (Wöhler, 1982). Ob und in welchem Ausmaß aber ein medizinisch diagnostizierter Schaden oder ein Defizit zu einer „Behinderung“ wird, hängt von einer Reihe zusätzlicher, auch (oder sogar in erster Linie) sozialer Bedingungen ab.

Um dieser Beurteilung näher zu kommen, ist es notwendig, zwischen sogenannten primären und sekundären Behinderungen zu unterscheiden, und einer Differenzierung des Behindertenbegriffs zu folgen, wie sie im englischen Sprachraum vorgeschlagen und heute weitgehend verankert ist. Danach ist zwischen drei Aspekten bei der Entstehung von Behinderung zu unterscheiden (vgl. Guski, 1977):

1. der absolut-funktionalen Schädigung („impairment“)
2. der relativ-sozialdynamischen Behinderung („disability“)
3. der konsekutiv-psychodynamischen Benachteiligung („handicap“).

Während die funktionale Schädigung direkt aus der Noxe abgeleitet werden kann, trifft dies für die Behinderung nur zum Teil, für das Handikap noch viel weniger zu. Vielmehr sind diese

„sekundären Behinderungen und Beeinträchtigungen" in hohem Ausmaß von den Erfahrungen abhängig, die der Betroffene mit seiner Umwelt macht.

Mit der „weitgehenden Überwindung der einseitigen Orientierung der Behindertenpädagogik am medizinischen Krankheitsmodell" (Weiss, 1985; vgl. auch Kobi, 1977), wurden zunächst Reflexionen über sozialpädagogische Einflußfaktoren möglich. Während aber eine Strömung im Bereich der Sonderpädagogik Behinderung vorwiegend auf die Beeinträchtigung des Erziehungsvorganges hin definiert (Bleidick und Hagemeister, 1977), wird innerhalb der Soziologie der Behinderten versucht, die Abhängigkeit des individuellen und gesellschaftlichen Existent-Werdens von Behinderung von sozialen Faktoren genauer und verbindlicher herauszuarbeiten (Hohmeier, 1982). „Es ist heute eine weithin anerkannte Tatsache, daß die Auswirkungen eines Schadens auf die Entwicklung eines Individuums sowie auf seine objektive soziale ... und die subjektive psychische Situation ... weniger von diesem selbst als von sozialen Kontextvariablen abhängt (ebd.)". Die Sozialvariablen konstituieren die „Relativität" von Behinderung, irreversible Schädigungen, auf deren Grundlage Behinderungen als sozial vermittelte Phänomene erst entstehen (vgl. Jantzen, 1974), „unterliegen nicht ausschließlich einer außergesellschaftlichen Determination, sondern werden in ihrer Entstehung durch die gesellschaftlichen Verhältnisse mitbedingt" (von Ferber, 1976). Behinderung ist also nicht ausschließlich eine „medizinische Angelegenheit" (Thomas, 1980), sondern auch ein Anliegen des Sozialwissenschaftlers und -psychologen.

Im gegenwärtigen Stand der sozialwissenschaftlichen Diskussion wird „Behinderung" vor allem zwischen den Polen eines sozialpsychologisch-interaktionistischen und eines polit-ökonomischen Ansatzes diskutiert. Jantzen (1973, 1976), der als einer der ersten die Sonderpädagogik mit einem sozial-strukturellen Begriff von Behinderung konfrontierte (Hohmeier,1982), vertritt mit seiner Darlegung über den „Gebrauchswert der Arbeitskraft des Behinderten für den Kapitalisten" als „Arbeitskraft minderer Güte" am reinsten den polit-ökonomischen Standpunkt. Er geht von einer Perspektive aus, daß alle Behinderungen, einschließlich ihrer Verbreitung und Folgen primär durch die gesellschaftlich-ökonomischen Verhältnisse bedingt und die Probleme daher nur im Rahmen einer gesamtgesellschaftlichen Veränderung der Produktionsverhältnisse zu lösen seien. Gerade aber an diesem „monothetischen und monokausalen Ökonomismus“ (Hohmeier, 1982) setzt die Kritik am Modell von Jantzen an.

Die interaktionistische Perspektive in der sozialwissenschaftlichen Diskussion betont die Bedeutung der sozialen Interaktion, insbesondere zwischen Nicht-Behinderten und Behinderten für die Entstehung und die Auswirkungen von Behinderung (vgl. Thimm, 1975). Eine zentrale Rolle spielt dabei das Stigmakonzept von Goffman (1967), Etikettierungs- und Generalisierungsprozesse sowie andere Aspekte der Zuweisung und Übernahme der Behindertenrolle (vgl. auch Grzeskowiak, 1980). Die Zuschreibung der Behindertenrolle wird dabei fast ausschließlich unter dem negativen Aspekt der Ausgliederung etc. diskutiert, Normalisierung, „Entstigmatisierung“ und Integration gefordert.

Die Gefahr dieses Ansatzes scheint es zu sein, daß er die positiven Funktionen der Zuerkennung des Behindertenstatus (Schutz vor unerfüllbaren Rollenerwartungen, Legitimation von Abweichungen, vgl. dazu Haber und Smith, 1971) fast vollkommen übersieht. Diese können vor allem bei einer Verschlechterung der ökonomischen Verhältnisse rasch an Bedeutung gewinnen (Hohmeier, 1982). Überhaupt läuft die gesamte Diskussion des sozialwissenschaftlich fundierten Relativismus von Behinderung Gefahr, die biologisch-somatischen Aspekte von Behinderung zu vernachlässigen und an ihre Stelle einem Determinismus der sozio-ökonomischen Bedingungen zu setzen.

Den stärksten bislang empirisch bestbelegten Niederschlag fanden die Perspektiven der Soziologie in bezug auf leichtere Formen der Behinderung, sogenannte Lernbehinderungen. Die Überrepräsentation von Schülern der Lernbehindertenschulen (Allgemeinen Sonderschulen) aus den sozialen Unterschichten wurde übereinstimmend belegt (Eggert, 1972; Eggert et al., 1980; Ferdinand und Uhr, 1973; Klein, 1973, 1977) und daraus Rückschlüsse auf den Zusammenhang zwischen Behinderung und sozialer Herkunft gezogen. Erst in jüngster Zeit wird auch der Anteil sozialer Faktoren bei der Genese der Beeinträchtigung durch sogenannte harte Behinderungen, wie Sinnes-, körperliche und geistige Behinderungen wissenschaftlich diskutiert und untersucht (vgl. Weiss, 1985). Die Ergebnisse sind allerdings uneinheitlich und widersprüchlich. Eine Literaturübersicht bietet Weiss, 1985. Er hält vorderhand aus den empirischen Befunden folgendes Fazit für erlaubt: „Menschen mit geistiger Behinderung stammen zwar aus allen Schichten der Bevölkerung; Angehörige der unteren Schichten scheinen aber unverhältnismäßig häufig darunter vertreten zu sein, wobei der relativ hohe Anteil geistig behinderter Kinder aus den untersten Sozialschichten auffällt" (Weiss, 1985).

Eine bloße Rückführung dieser Tatsache auf sozio-kulturelle Benachteiligungen, wie sie möglicherweise für Lernbehinderungen ausreicht, scheint hier allerdings nicht möglich. Vielmehr müssen „sozialmedizinisch analysierbare schichtabhängige Auftretenshäufigkeiten von organischen Schädigungen (sowie) Interaktions- und Kumulationsprozesse zwischen beiden Bedingungsebenen im Sinne (einer) Akzentuierung und Verschärfung möglicher Folgen vorliegender organischer Schädigungen" (Weiss, 1985) zur Erklärung des Zusammenhangs zwischen geistiger Behinderung und sozialer Herkunft herangezogen werden. Unter diesen Prozessen sind auch Gesichtspunkte „familientheoretischer Art" als vermittelnde Faktoren zwischen Behinderung und sozialer Herkunft zu berücksichtigen, worauf schon Thimm und Funke (1977) im Zusammenhang mit Lernbehinderungen hingewiesen haben. Damit gewinnt die Familienforschung im Bereich der Behindertenarbeit auch von sozialwissenschaftlicher Seite Impulse.

3. Zur Position des systemisch-holistischen Paradigmas

Wie andere Wissenschaftszweige auch wurde die Sonderpädagogik von der sogenannten Paradigma-Diskussion erfaßt, die sich in einer Betonung der „Ganzheitlichkeit des Menschen", im „Ganzheitsdenken", im Prinzip der „Ganzheitlichkeit im Sinne eines Ordnungs- und Orientierungsprinzips angesichts fortschreitender Analyse“ (Speck, 1982, 1985) bemerkbar macht und bereits auch Kritiker gefunden hat (Anstötz, 1985). Der von Kuhn (1967) in die Wissenschaftstheorie eingeführte Begriff „Paradigma“ ist vielschichtig; er soll hier mit Bleidick et al. (1977) als „beispielhafte Erklärungsweise“, als „Bezugssystem“ zur weiteren Entdeckung verstanden werden.

Bleidick et al. (1977) unterscheiden vier miteinander in Konkurrenz stehende Paradigmen oder Wissenschaftspositionen als „Perspektiven einer Betrachtung des differenzierten Sachverhalts „Behinderung“:

1. das personorientierte Paradigma: Behinderung ist eine individuelle, meist medizinisch faßbare Kategorie,

2. das interaktionistische Paradigma: Behinderung ist ein sozialer Zuschreibungsprozeß,

3. das politökonomische Paradigma: Behinderung ist ein Produkt der Klassengesellschaft,

4. das systemtheoretische Paradigma: Behinderung ist organisationssoziologisch faßbar als Ausdifferenzierung und Entlastung des Allgemeinen Schulwesens[1].

Diese einzelnen Wissenschaftspositionen sind unter einem weiteren Gesichtspunkt, nämlich dem der zugrundeliegenden Epistemologie (Erkenntnistheorie) zu unterscheiden: Danach unterliegen nämlich sowohl individualtheoretisches, wie auch interaktionistisches und politökonomisches Paradigma einem analytischen, linearkausalen Erkenntnisprozeß. So wird Behinderung im 1. Fall — vereinfacht ausgedrückt — auf eine „Pathologie des Individuums“, im 2. auf eine „Pathologie der (sozialen) Beziehung“ und im 3. auf eine „Pathologie der (ökonomischen) Gesellschaftsverhältnisse“ zurückgeführt (vgl. auch Grzeskowiak, 1980). Beschreibend und erklärend werden Faktoren isoliert und analysiert, die es gestatten,

---

[1] Diese Erklärung bedeutet allerdings ein Herausgreifen nur *eines* Aspekts aus der viel umfassenderen systemtheoretischen Sicht, u. zw. die Begrenzung auf den Bereich des Allgemeinen Schulwesens.

das Phänomen „Behinderung" vom jeweiligen Standpunkt her zu verstehen und zu untermauern.

Das systemisch-holistische Paradigma ist im Gegensatz dazu, gemäß seinem Anspruch, in einer prinzipiell anderen Epistemologie begründet. Ihre zentrale These ist die Zirkularität von Ereignis- und Interaktionsfolgen, die sich nur willkürlich und künstlich mittels „Interpunktion" auf Ursache-Wirkung-Ketten reduzieren lassen (vgl. Watzlawick et al., 1969). Diese sind daher unter Umständen als Artefakte der Beobachtungsmethode aufzufassen. Durch die Zirkularität des Denkens, eine sprachlich wie gedanklich schwer faßbare und vermittelbare Position, wird es möglich, komplexere Systeme, denen wir ständig in Natur und Sozietät begegnen, durch die Beschreibung des Zusammen- und Wechselwirkens ihrer Teile ein Stück weiter zu verstehen. Dieser Erkenntniszugang setzt allerdings voraus, das Ganze „komplett" zu lassen, weil nur so die für das jeweilige System einzigartige und sinnhafte Struktur (Anordnung und Organisation der interagierenden Teile) intakt und in bezug auf den Beobachter sichtbar bleibt.

Bemerkenswerterweise entstand das Systemdenken nicht, wie dies naheliegend gewesen wäre, in den klassisch-empirischen Naturwissenschaften Biologie und Medizin, auch nicht in der Psychologie und Soziologie, sondern um die Jahrhundertwende in den logisch-mathematischen Wisssenschaften und in der Physik. Namen, wie Heisenberg und Einstein, die mit Unschärfeprinzip und Relativitätstheorie die Bedeutung des partizipierenden Beobachters im Untersuchungsfeld unterstrichen (zit. nach Guntern, 1980), sind damit eng verbunden. Erst später zog das systemische Denken in Biologie, Psychologie und die Sozialwissenschaften ein und erreichte mit einiger Verzögerung Psychiatrie und Psychotherapie.

Das systemtheoretische Paradigma wurde geradezu überschwänglich als „Revolution innerhalb der Wissenschaftstheorie" begrüßt und als „kopernikanische Wende" (Guntern, 1980) gefeiert. Unser Jahrhundert, das durch den Wechsel vom analytisch-reduktionistischen zum systemischen Paradigma gekennzeichnet ist, steht als „Wendezeit" (Capra, 1982) im Zeichen dieses Übergangs. Auf die Gefahren dieses Überschwangs, der die zum Teil irrationalen Bestandteile eines Paradigmas sichtbar werden läßt, verwies Reiter-Theil (1984). Er sei „weder für die Weiterentwicklung der systemorientierten Familientherapie noch für die Psychotherapieforschung von Nutzen" (ebd.). Vielmehr wäre ein rational begründbarer und durch empirische Forschung zu sichernder Fortschritt anzustreben.

Den stärksten Niederschlag findet das systemische Denken in Praxis und Forschung der Humanwissenschaften gegenwärtig in bezug auf das Ehe- und Familiensystem. Familientherapie, die bekanntlich davon ausgeht, „dysfunktionelle Familienstrukturen so zu verändern, daß symptomatisches Verhalten hinfällig wird" (Kaufmann, 1980), hat sich innerhalb der letzten zwei bis drei Jahrzehnte als effiziente und praktikable psychotherapeutische Vorgehensweise etabliert und weit verbreitet. Um allerdings nicht Gefahr zu laufen, nun statt des Individuums die Familie zum „Sündenbock" zu stempeln (vgl. Welter-Enderlin, 1980), muß immer bewußt bleiben, daß die Familie als Subsystem umfassenderer Systeme in ständigen Austauschbeziehungen zur extrafamilialen Umwelt steht, d. h. ständig von ihr Impulse empfängt und umgekehrt solche aussendet (vgl. Minuchin, 1977; Greitemeyer, 1984). Der Ansatzpunkt „Ehe und Familie" für die Therapie symptomatischen Verhaltens eines Individuums ist nur daraus zu rechtfertigen, daß sich dieses unmittelbare Bezugssystem (zunächst) als am ehesten zugänglich erwiesen hat (zugänglicher etwa als Arbeitswelt und Schule). Andere Fachgebiete, wie z. B. die (Sonder-)Pädagogik, werden hier möglicherweise neue Schwerpunkte setzen. Schon früh empfahl Welter-Enderlin (1980) nicht von systemorientierter Familientherapie, sondern von „System- oder Ökotherapie" zu sprechen. Dem wird heute durch vermehrte Anstrengungen der Öffnung und Erweiterung des Blickwinkels („Von der Familientherapie zur systemischen Therapie", Reiter et al., im Druck) Rechnung getragen.

Dennoch bleiben viele Fragen in bezug auf das Ehe- und Familiensystem offen. Insbesondere befindet sich die familiendiagnostische und Interaktionsforschung auf einem noch unausgereiften Stand (Brunner, 1984). Die Weiterentwicklung, Erprobung und

Validierung familiendiagnostischer Verfahren ist vom diesbezüglichen Standpunkt her mehr als legitim.

B. Zum Wissensstand über Familien mit behinderten Kindern — Literaturübersicht

In der Literatur wird über Familien mit behinderten Kindern aus verschiedenen Positionen sehr Unterschiedliches referiert. Kaum ein Autor versäumt es allerdings, auf die Belastungen von Familien mit behinderten Kindern hinzuweisen; viele machen sie zu einem zentralen Punkt ihrer Überlegungen und Argumentationen. Neben den Belastungen werden eine Reihe pathologischer bzw. pathogener Merkmale in Familien mit behinderten Kindern diskutiert und behauptet; „typische Fehlentwicklungen", die schließlich auch zu der Frage führen, ob die Scheidungsrate in Familien mit behinderten Kindern erhöht ist.

Die meisten Autoren berufen sich bei der Behandlung der Thematik auf eigene Erfahrungen im Umgang mit Familien behinderter Kinder. Empirisch-wissenschaftliche Untersuchungen zum Nachweis bzw. zur Differenzierung der verwendeten „Bilder" sind spärlich; kontrollierte, methodisch befriedigende Studien kaum vorhanden.

Die Literaturberichte über Familien mit behinderten Kindern sind über eine große Zahl von Fachgebieten verstreut, was ihre Aufarbeitung und Vergleichbarkeit erschwert. Es melden sich direkt Betroffene zu Wort, Betreuer „an der Front", wie Sozialarbeiter, Mitarbeiter von Rehabilitations- und Fördereinrichtungen, Vertreter von Behindertenorganisationen und Anhänger der Behindertenbewegung. Darüber hinaus gibt es zahlreiche Beiträge aus wissenschaftlichen Spezialdisziplinen, wie Heil- und Sonderpädagogik, (Sozial-)Pädiatrie, Klinische Psychologie, Sozialpsychologie, Soziologie u.a. Dementsprechend groß ist die Vielfalt der vorgetragenen Standpunkte, Argumente und Erklärungen und der daraus abgeleiteten Empfehlungen und Aufrufe.

Eine Literaturübersicht zum Thema „Behinderung und Familie" kann daher keine Vollständigkeit beanspruchen. Sie soll aber

Schwerpunkte der Diskussion verfolgen und, in bezug auf das vorliegende Projekt, vor allem den Wissensstand aus den empirischen Untersuchungen aufzeigen und kritisch beleuchten.

1. Beiträge von Eltern behinderter Kinder

Exemplarisch sollen eingangs zwei Mütter und ein Vater von geistig behinderten Kindern zitiert werden, die 1983 in einem Fachbuch für Frühförderung bzw. 1986 in einer Zeitschrift für Kinderkrankenpflege zu Wort gekommen sind.

„,Nur' rundherum betroffen", nennt Frau Dorothea Knoll, Mutter eines schwerstbehinderten Kindes ihren 1986 veröffentlichten Beitrag:

„Wenn ich heute zurückdenke, erscheint mir das Leben bevor meine behinderte Tochter geboren wurde, so, als gehöre es nicht zu mir. Es sind weiße, unbeschriebene Seiten, die erst dann mit Leben, meinem heutigen Leben beschrieben worden sind. ... Natürlich wußte ich theoretisch, daß es auf der Welt Leid, Krankheit, Tod gibt. Aber ich hatte das noch nie als für mich real angenommen. Die Diagnose, ich hätte ein schwerstbehindertes Kind, löste bei mir panisches Entsetzen aus. ... Das Bild von mir, wie es in meiner Vorstellung bestand, hatte durch die Geburt eines behinderten Kindes einen tiefen Riß bekommen. Durch die Geburt meiner Tochter Andrea hatte ich den Glauben an mich verloren."

Frau Knoll beschreibt den leidvollen Anfang, die kurzen Arztgespräche, die eigene Suche nach Informationshilfen, Mißverständnisse mit Betreuern, Mißerfolge, Unsicherheit, Ängste und die in den ersten Jahren vorherrschenden „demütigenden Versuche, mein Kind zu zwingen, anders zu sein, als es ist". Als Mutter fühlt sie sich nicht als Fachmann, „nur" rundherum betroffen. Ihr Leben, ihre Zukunftspläne haben sich durch ihre Tochter tiefgreifend verändert.

Die beiden anderen Beiträge, „Brief einer Mutter" und „Brief eines Vaters" sind Antworten bzw. Stellungnahmen in bezug auf die Frühförderung behinderter Kinder. Sie beleuchten verschiedene Aspekte der Frühförderung kritisch. Frau Holthaus schreibt:

„Schon kurz nach der Geburt war mir die Chance genommen, zumindest kurzfristig die Behinderung zu vergessen. Die ständige Förderung und der Zwang zu Erfolg und Leistung hatte die Kehrseite, daß ich nur selten meinen Sohn einfach als Kind akzeptieren konnte; sehr schnell wurde ich immer wieder darauf gestoßen, daß er behindert ist — in erster Linie jemand, dem etwas fehlt."

Die Mutter berichtet weiter von Rollenproblemen zwischen ihrer Rolle als Mutter und Therapeutin ihres Kindes, von der Hilflosigkeit, infolge ihres vermuteten Schockzustandes nicht für voll genommen bzw. abqualifiziert zu werden. Beide Beiträge, auch der des Vaters, Herrn Krais, betonen den Vorrang der Elternschaft („Kinder, auch und gerade auch behinderte Kinder sind in erster Linie die Kinder ihrer Eltern"), die Bedeutung des „Freiraums Familie", den „es gegen den Ansturm so vieler Fachleute" zu verteidigen gilt.

Die Beiträge können nicht das ganze Spektrum der Elternreaktionen abdecken. Sie reißen aber wichtige Probleme in Familien mit behinderten Kindern aus der Sicht der Eltern an: Ihre Belastungen und Ängste sowie ihr Angewiesensein auf Hilfen Dritter, das zu einem für das Kind und die Gesamtfamilie bedrohlichen „Verlustes von Elternfunktion" (Krais) beitragen kann.

2. Beiträge von Helfern „an der Front"

Helfer „an der Front", die im besonderen und ständigen Nahbereich von Familien mit behinderten Kindern stehen, sind dafür prädestiniert, sich mit den Anliegen von Familien mit behinderten Kindern zu identifizieren. Ihr Engagement bei der Darstellung der Probleme verdient besondere Beachtung; nicht nur aufgrund der unmittelbaren „Echtheit", sondern weil davon auch wesentliche Anstöße für Wissenschaft und Praxis ausgehen.

„Die Familiensituation schwerstbehinderter Kinder und Jugendlicher — eine Katastrophe", so betitelt E. Schreiner (1980), Sozialarbeiter, eine Situationsbeschreibung, die sich „ausschließlich an der Praxis orientiert und weder theoretische Vorlagen noch Bezugspunkte zur bestehenden Literatur aufweist". Was der Autor mit zum Teil starkem Affekt vorbringt, ist ein Extrakt aus Gesprächen und Erlebnissen einer an Hand von Hausbesuchen durchgeführten Erfassungsarbeit. Eingeschränkt muß werden, daß sich der Bericht auf zu Hause lebende, pflegebedürftige Kinder und Jugendliche bezieht. Dieser besonders schwer betroffene Personenkreis ist für Familien mit behinderten Kindern nicht repräsentativ, doch lassen sich hier die realen und strukturellen Belastungen der Familie in besonders markanter Weise aufzeigen.

Was Schreiner in seiner Arbeit nachzeichnet, ist die Rolle einer Mutter, deren „Aufwand jeden Vergleich auch mit schweren Tätigkeiten des Berufslebens aushält“, die „ihre Bedürfnisse auf ein Maß reduzieren (muß), das ihr ein Leben, wie man es in der heutigen Zeit allgemein versteht, verbietet“ und die sich „gefallen lassen (muß), daß ihr Außenstehende Isolationshaltung, Fixierung auf das schwerstbehinderte Kind, Opferhaltung usw. vorwerfen“, ohne vorher den Versuch unternommen zu haben, „sie zu entlasten, ihr gebrauchsfertige Hilfen anzubieten“. Den Vater sieht Schreiner in der Rolle des einzigen Ernährers der Familie, der „aufgrund seiner beruflichen Abwesenheit von zu Hause den schwächsten Bezug zum schwerstbehinderten Kind“ aufweist. Er investiert häufig seine Zeit in seinen Beruf oder in ein, „viel Zeit und oft keinen Partner beanspruchendes Hobby“, besonders dann, wenn keine weiteren Kinder (mehr) zu Hause sind. Die Geschwister schwerstbehinderter Kinder, so berichtet Schreiner, sind Belastungen ausgesetzt, wie sonst kaum ein Kind. Sie „müssen erleben, daß ihre Mutter nur einen Bruchteil (der Zeit) beansprucht werden darf“, die sie dem schwerstbehinderten Kind widmet. Sie sollen Erwartungen erfüllen, die „sonst auf zwei Kinder verteilt sind“ und sie „müssen von einem bestimmten Alter ab ... Aufgaben wahrnehmen, die weder ihrem Reifestand noch ihren Interessen entsprechen“.

Zum Beziehungsgeflecht in einer Familie mit einem schwerstbehinderten Kind meint Schreiner, daß es starke Unterschiede zu dem in Familien ohne ein solches aufweise. Das gegenseitige Verhältnis der Ehepartner sei negativ beeinflußt und ein Zusammenleben, wie vorher, oft nicht mehr möglich. „Nach außen hin wird davon allerdings selten etwas deutlich.“

Neben Situationsberichten kommt in der neueren Literatur zunehmend eine Gruppe von Praktikern der Behindertenarbeit und Anhängern der sogenannten Behindertenbewegung zu Wort. Sie propagieren Behindertenarbeit „nicht *für* sondern *mit* den Behinderten zusammen“ (Lister und Heiler, 1982) und legen entsprechenden Wert darauf, daß „die Betroffenen selbst sich beteiligen, aktiv werden“ (ebd.). Das Verhältnis der Behindertenbewegung zu den etablierten Wissenschaften ist belastet. Ihre Vertreter vermissen Praxisnähe von Forschung und Wissenschaft und prangern eine Sichtweise an, die den behinderten Menschen zum „Objekt“ von Forschung und Förderung macht und ihn auf seine Behinderung reduziert. Die Behindertenbewegung versteht sich als aktionistische

Bewegung. Sie verfolgt und formuliert in der Hauptsache sozialpolitische Ziele, ist aber auch selbst auf Theorie und Forschung angewiesen. Ihre Argumente und Vorstellungen, zum Teil aus einer „neuen, selbstbewußten Generation von Behinderten" kommend, sind auch für den Wissenschafter bedeutungsvoll.

3. Erfahrungsberichte und theoretische Beiträge aus wissenschaftlichen Spezialdisziplinen

Welches ist nun der bisher geleistete Beitrag aus wissenschaftlichen Spezialdisziplinen? Wie werden die Beobachtungen und Meinungen von Helfern „an der Front" im Spiegel der Fachliteratur beurteilt? Welche Anstrengungen wurden unternommen, um die Situation von Familien mit behinderten Kindern wissenschaftlich zu beleuchten und daraus Nutzen für Hilfestellungen und Konsequenzen für die Unterstützung der Familien abzuleiten?

Einigkeit herrscht unter den Autoren, daß die Geburt eines behinderten Kindes bzw. die Entdeckung eines schweren Schadenzustandes für die Familie eine Periode schwerster Belastung bedeutet (Thomas, 1980; Rett, 1977; Rett und Seidler, 1981). Die Mitteilung bzw. die Entdeckung der Behinderung führt im allgemeinen „durch die Enttäuschung vitaler Wünsche, die Bedrohung der mütterlichen Identität, Konfrontation mit sozialer Isolation und Vorurteilen sowie durch hohe finanzielle und körperliche Belastungen oft die gesamte Familie in eine existentielle Krise" (Overbeck, 1981). Sie ist Ausdruck dafür, daß die Grenzen des individuellen, bzw. des familiären Anpassungsvermögens erreicht bzw. überschritten sind, die normalen Problemlösemuster ihre Effizienz verlieren und die üblichen unterstützenden Ressourcen nicht länger adäquat sind (vgl. Margalit et al., 1983).

Die Krise nimmt ihren typischen Verlauf über Schockphase, Reaktionsphase, Phase der Adaptation und Wiederherstellung (Orientierung). Die einzelnen Phasen sind in der Fachliteratur ausführlich beschrieben und breit diskutiert worden (Strasser, 1968; Ross, 1977; Guski, 1977). Besonderes Augenmerk wurde dabei auf den anfänglichen Schockzustand der Mutter mit Bewußtseinseinschränkung, Lähmung der Aktivität etc. gelegt, der den Aufbau einer positiven Mutter-Kind-Beziehung zunächst verhindert und bis zu einem Jahr andauern kann. Die Phase des Reagierens auf die Behinderung mit vorherrschenden Schuldgefühlen, narzistischer Kränkung, Zukunftsangst und verschiedenen, Schuld und Angst abwehrenden Mechanismen wurde ebenfalls genau erörtert (Prekop, 1979; Speck, 1980; Grünewald, 1981). Eine überprotektive Haltung bzw. symbiotische Beziehung zwischen Mutter und Kind kann als Verkehrung der nicht zugestandenen ablehnenden Haltung in das Gegenteil hier ihre Wurzel haben. Weit weniger Kenntnis liegt uns über die Phasen der Adaptation und Orientierung vor. Ross (1977) betont, daß viele Eltern „die kritische Situation gesund und konstruktiv verarbeiten" und zu einem zukunftsorientierten, der Entwicklung der einzelnen Familienmitglieder förderlichen Gleichgewichtszustand gelangen.

Tatsächlich ist mit Overbeck (1981) zu bemerken, daß die Krise an sich, ungeachtet des mit ihr verbundenen Leidens, noch keine, zumindestens keine zwingende pathogene Relevanz besitzt. Der Tatbestand der Krise ist in seinen Auswirkungen sozusagen wertfrei; er kann genauso zum Positiven genutzt werden (beispielsweise zu einer Vertiefung der Familienbeziehungen auf einer höheren Ebene), wie sich negativ, chronisch störend, ja zerstörend auf die Familie auswirken. Für beide Möglichkeiten gibt es Hinweise aus Praxis und Wissenschaft (Leyendecker, 1982). Die meisten Autoren wenden sich allerdings den negativen Auswirkungen zu und machen sie zum Gegenstand ihrer Überlegungen und Untersuchungen. Dies ist aus dem Anliegen verständlich, gerade Familien, die in Schwierigkeiten sind, besser verstehen und unterstützen zu wollen.

Zwischenmenschliche Beziehungsstörungen und dysfunktionale Familienstrukturen im Zusammenhang mit der Behinderung eines Familienmitgliedes sind von einer Reihe von Autoren behauptet worden. Sie werden aus dem Tatbestand der Krise, aus dem Rückfall in frühe Stadien der Krise oder aus dem Nichterreichen von Adaptation und Orientierung plausibel gemacht. Mit anderen Worten werden störende Auswirkungen auf die Familienbeziehungen zunächst mehr im intrapsychischen Bereich gesucht und gefunden, und zwar in der oftmals unbewältigten Auseinandersetzung der Familienmitglieder mit der Tatsache, ein behindertes Kind zu haben.

Vereinzelt wird auch auf den zwischen einzelnen Familienmitgliedern möglicherweise asynchronen Verlauf der Phasen hingewiesen (Tatzer et al., 1985), der seinerseits zu Spannungen zwischen Teilen der Familie führen kann. Auch das Zusammenspiel der unbewußten Bedürfnisse von Familienmitgliedern, die Kollusion (ein Begriff aus den Anfängen einer analytisch geprägten Theorie der Paar- und Familienbeziehungen; Willi, 1975), wird zur Beschreibung typischer Familienkonstellationen und charakteristischer Beziehungsstrukturen in Familien mit behinderten Kindern herangezogen.

So greifen Mangold und Obendorf (1981) in einer auf langjährigen Erfahrungen mit behinderten Kindern und ihren Familien basierenden Analyse die Mutter-Kind-Dyade als charakteristische Beziehungsstruktur auf und erklären sie als unbewußtes Zusammenspiel der Bedürfnisse von Mutter und Kind. Diese Kollusion wird durch die Behinderung des Kindes, die ja notwendigerweise eine vermehrte Fürsorge auslöst und erfordert, begünstigt. Durch sie entsteht beim Kind eine stark auf die Mutter bezogene Persönlichkeit, die sogenannte Interaktionspersönlichkeit. Einen wesentlichen therapeutischen Schritt sehen die Autoren im Erkennen und Abbauen von zu starren Interaktionspersönlichkeiten.

Bezüglich der Rolle des Vaters sprechen Mangold und Obendorf von einer häufig zu beobachtenden „Polarisierung“ zwischen den Eltern. Das bedeutet den Versuch seitens des Vaters, die überfürsorgliche Haltung der Mutter durch Strenge und Forderungen dem Kind gegenüber auszugleichen, was zu Uneinigkeit in Erziehungsfragen, gegenseitigen Vorwürfen und in der Folge zu Partnerproblemen führen kann. Auch eine Außenseiterposition des Vaters ist möglich, wenn dieser dem behinderten Kind gegenüber nicht mehr als gleichwertige Bezugsperson auftreten und agieren kann. Seitens des behinderten Kindes sind zum Teil manipulative Verhaltensweisen zu beobachten, die es ihm erlauben, eine stärkere Kontrolle den Eltern gegenüber auszuüben.

Zusammenfassend folgern Mangold und Obendorf „schwere familiäre Interaktionsstörungen, die zusätzlich zu den primär durch die Behinderung des Kindes bedingten Problemen auftreten und ... Fördertherapien blockieren können". Sie geben daher dem „Erkennen emotionaler Blockaden, festgefahrener Beziehungsprobleme innerhalb der Gesamtfamilie und deren Auflösung therapeutischen Vorrang". Als erfolgversprechendes therapeutisches Konzept schlagen sie eine „Fördertherapie auf der Basis psychodynamischer und familiendynamischer Grundlagen" vor. Sowohl die Erklärung der Problematik als auch das therapeutische Konzept ist also multifaktoriell angelegt. Dies kann zugleich als Stärke und Schwäche des vorgetragenen Ansatzes aufgefaßt werden.

Muuss (1984) behandelt in einer Artikelserie die Belastung der Familie durch ein behindertes Kind, die er aus nicht näher beschriebenen eigenen Beobachtungen („Interviews") zu erkennen suchte. Der Autor beleuchtet besonders die Wirkung des behinderten Kindes auf die Familie, die er als eine linear pathogene auffaßt. Eltern behinderter Kinder haben durch die Tatsache der Behinderung „erhebliche Konflikte durchzustehen; Anomalien in der Entwicklung des Kindes (können) zu Schwierigkeiten in den Familienbeziehungen beitragen", so daß „sie (die Eltern) selbst zu Behinderten werden" (Kluge, 1982, zit. nach Muuss, 1984).

Muuss' leicht verständliche Artikel sind geeignet, bei einem breiten Leserkreis Interesse und Verständnis für verschiedene Aspekte der Familiendynamik in Familien mit behinderten Kindern zu wecken. Sie stehen allerdings nicht auf der Grundlage einer wissenschaftlichen Methode und können daher das Bild der „behinderten Familie" wissenschaftlich nicht untermauern und differenzieren. Auch scheint der Autor in einem linear-kausalen Ansatz verhaftet, den er zwar um einige Aspekte der Interdependenz erweitert, der aber aus systemischer Sicht nicht geeignet scheint, die Thematik „Familie — behindertes Kind" umfassend zu beleuchten.

Den Terminus der (sozialen) Wechselwirkung stellt Lanfranchi (1985) ins Zentrum seiner Betrachtungen über die Bedeutung der familiären Beziehungsdynamik bei Kindern mit Entwicklungsstörungen. Lanfranchis zentrale Frage lautet: Wie verläuft die Wechselwirkung, d. h. die gegenseitige Beeinflussung in Familien mit einem behinderten Kind? Ausgehend von der elterlichen Verunsicherung über Ursachen, Grenzen, Prognosen und Folgeerscheinungen von Störungen stellt der Autor die Hypothese auf, daß entwicklungsretardierte Kinder in ihrer speziellen Familiendynamik ständig ein sehr geringes Ausmaß an „Kontingenz" (ein Begriff aus der Verhaltenstherapie) erfahren. Dies bedeutet, daß sie zwischen ihrem Verhalten und den Ereignissen der Umwelt keine oder nur schwache Zusammenhänge registrieren. In der Folge könne dies „eine zirkuläre Eskalation gestörter Interaktionen im Eltern-Kind-System provozieren", was gestörte Beziehungen in der Familie nach sich zieht und das Kind in seiner Entwicklung zusätzlich beeinträchtigt.

Als erster beschrieb Guski (1980) die Dynamik der Eltern-Kind-Beziehung bei geistig Behinderten anhand verschiedener differenzierter „Systemkonstellationen". Der Autor, der sich stark an die analytisch orientierten Beziehungstheorien Richters (1972, 1973) anlehnt, beschreibt zunächst die Beziehungsdynamik vor dem Hintergrund der individuellen Verarbeitungsformen und Verhaltensweisen der einzelnen Bezugspersonen und ihrer Interaktion zum behinderten Kind. Er versucht sodann, der Komplexität des Familiensystems gerecht zu werden, indem er sich auf den Systembegriff bei Watzlawick (1969) und Selvini-Palazzoli (1975) bezieht. Zentraler Punkt seiner Ausführungen bleiben jedoch die in Anlehnung an Richter dargestellten problematischen Rollenzuschreibungen der Bezugspersonen an das behinderte Kind. Als solche stellt Guski die Rolle des behinderten Kindes als „gemeinsames Sorgenkind der Familie", als „Gattensubstitut" und als „Sündenbock" dar. Mit seiner exemplarischen Verdeutlichung dynamischer Prozesse in der Familie will der Autor vor allem klar machen, „daß eine individuum-zentrierte Betrachtungsweise nicht ausreicht, um die Situation des behinderten Kindes angemessen erfassen zu können". Die Notwendigkeit familienzentrierter Arbeit wird damit unterstrichen, ebenso die Wichtigkeit, auf der Grundlage empirischer Untersuchungsergebnisse die vielfältigen Möglichkeiten familiärer Beziehungen in Familien mit geistig behinderten Kindern differenzierter darzustellen.

Vom systemisch-strukturellen Standpunkt beleuchten Tatzer et al. (1985) Familien mit geistig behinderten Kindern. Unter Verwendung struktureller Begriffe der Familientherapie in Anlehnung an Minuchin (1977) — Subsysteme, Grenzen, Koalitionen, Hierarchie — beschreiben sie „typische Fehlentwicklungen" in Familien mit behinderten Kindern: In symbiotisch-verstrickter Beziehung zu einem Elternteil, meist der Mutter, steht das behinderte Kind, das einen bestimmenden Einfluß auf das Familiengeschehen ausübt. Es nimmt dadurch eine sehr mächtige Position innerhalb der Familie ein. Der Vater „hat wenig Bezug zum tatsächlichen Geschehen und nahezu keine Entscheidungsvollmachten". Er steht an der Peripherie, hierarchisch meist unter der Mutter und dem behinderten Kind. „Zwischen ihm und der Mutter besteht sehr häufig ein verdeckter Partnerkonflikt", so daß die eingeschränke Kommunikation zwischen beiden über das behinderte Kind umgeleitet wird. Die Geschwister üben als „Elternkinder" oft Elternfunktion aus oder stehen in losem Kontakt zur Familie. Sie entwickeln häufig Symptome, um wieder mehr ins Blickfeld der Eltern zu rücken. Als Folge dieser Familienstruktur ergibt sich ein geschwächtes, schlecht abgegrenztes Eltern-Subsystem. Auch das Paar-Subsystem, durch Partnerkonflikte und wenig Gelegenheit zu Austausch und gemeinsamen Aktivitäten belastet, ist beeinträchtigt. An präventiven Maßnahmen des Betreuers schlagen die Autoren vorerst eine Stärkung des Eltern-Subsystems durch gemeinsame Entscheidungen vor, in weiterer Folge eine Abgrenzung auf Paar-Ebene bzw. eine vermehrte Zuwendung zu den nicht behinderten Kindern. Die Autoren betonen die Wichtigkeit und Notwendigkeit einer systemisch-strukturellen Sichtweise für die Arbeit mit Familien behinderter Kinder.

Zur Beschreibung und zum Verständnis der Familiensituation von Familien mit behinderten Kindern wurden also bisher sehr verschiedene Konzepte vorgeschlagen und herangezogen. Mit der Erweiterung des Blickwinkels und des Interesses vom analytischen, intrapsychischen zum familiendynamischen, systemisch-strukturellen Konzept vermehrten sich parallel dazu die Erklärungsmodelle zur Situation behinderter Kinder, ihrer Eltern und Familien. In der

Folge wird darüber zu berichten sein, welche empirisch-wissenschaftlichen Untersuchungen vorliegen, die es gestatten, die Modelle oder Teilaspekte daraus zu verifizieren.

4. Empirisch-wissenschaftliche Untersuchungen an Familien mit behinderten Kindern

Bisher durchgeführte empirisch-wissenschaftliche Untersuchungen zum Thema „Behinderung und Familie" setzen sich in den meisten Fällen dem Vorwurf der methodischen Unzulänglichkeit aus. Zum Großteil räumen die Autoren selbst ein, daß es sich um „pilot studies" bzw. Voruntersuchungen zur Ermittlung von Grundproblemen bzw. zur Hypothesenbildung handelt. Die Studien sind, was Stichprobenwahl und Methode betrifft, äußerst heterogen und können daher kaum miteinander verglichen werden. Fast alle wenden selbstkonstruierte, methodisch anzweifelbare Fragebögen an oder begnügen sich mit fragmentarischen, lose strukturierten Interviews. Auch fehlen bis auf wenige Ausnahmen Gegenüberstellungen der Ergebnisse mit denen vergleichbarer Kontrollgruppen.

Clemens (1979) befragte in einem lose strukturierten Interview 38 Eltern geistig behinderter Kinder über die Mitteilung der Behinderung, Elternreaktionen, Beziehungen zum behinderten Kind, durchgeführte Maßnahmen u. a. m., ebenso über Auswirkungen auf die Ehe der Eltern. Auf diese Frage antwortete etwa die Hälfte der Befragten gar nicht oder ausweichend, etwa $^1/_3$ gab einen verstärkten und vertieften Zusammenhalt der Ehe durch das behinderte Kind an; ein kleiner Prozentsatz berichtete von Eheproblemen. Dieses Ergebnis ist im Hinblick auf Familienbeziehungen als Hinweis interessant, daß es sich bei der Frage nach der Paarbeziehung um ein möglicherweise tabuisiertes Thema handelt, dessen direkte Erörterung die Befragten vermeiden wollen.

Diese Vermutung stützt Bodenbender (1981), der 40 Väter und 57 Mütter geistig behinderter Kinder an Hand eines selbst konstruierten Fragebogens untersuchte. Dieser enthielt 68 Items in Form von Selbstbeschreibungsaussagen zur Erziehung des behinderten Kindes, Beziehungen der Eltern zum Kind, Auswirkungen auf die Ehe und Reaktionen der sozialen Umwelt. Die direkte Frage nach der Belastung für das Verhältnis zum Ehepartner verneinte die überwiegende Anzahl von Eltern, etwa die Hälfte gab einen festeren Zusammenhalt von Ehe und Familie durch das behinderte Kind an. Bodenbender empfiehlt allerdings, diesem positiv gezeichneten Bild der Eltern mit Skepsis zu begegnen und vermutet, daß es im Sinne sozial erwünschter Antworten verfälscht ist. Der Autor räumt weiter ein, daß Verzerrungen seiner Ergebnisse durch die Erhebungsmethode und die Selbstselektion der Stichprobe zustandegekommen sein könnten.

Aus einem größeren Projekt zur Erarbeitung von Grundlagen und Möglichkeiten pädagogischer Arbeit in Familien mit geistig behinderten Kindern stellten Schatz et al. (1981) erste Ergebnisse einer empirischen Voruntersuchung in Familien mit erwachsenen geistig behinderten Nachkommen vor. Ein standardisierter Fragebogen mit 37 Items sollte unter anderem Beziehungen, Interaktionen, Kommunikation und Verkehrskreise der Familie und des Behinderten selbst erfassen. Die Ergebnisse wiesen auf einen „reduzierten Verkehrskreis" der Familie und des behinderten Erwachsenen, auf ein passiv-rezeptives Konsumverhalten, ein Tabu des Sexuallebens und eine insgesamt „perspektivlose" Zukunftsvorstellung der Eltern. Die innerfamiläre Situation der Familien mit geistig behinderten Erwachsenen wird nicht berührt.

Ebenfalls 1981, im internationalen „Jahr der Behinderten", untersuchten Pruzan et al. im Auftrag des dänischen Sozialministeriums 1500 Familien, die ein geistig behindertes Kind im Alter von 0 bis 22 Jahren zu Hause versorgten. Die Untersuchung setzte sich zum Ziel, sowohl die gegenwärtig genutzten Entlastungsangebote als auch die Wünsche und den Bedarf der Eltern an weiteren Entlastungsmöglichkeiten zu analysieren und zu verdeutlichen. Neben sehr differenzierten Angaben zur Zufriedenheit und Kritik an den einzelnen Möglichkeiten der institutionellen und privaten Entlastung für Familien mit einem geistig behinderten Kind oder Jugendlichen, kommt die Studie generell zu dem Schluß, daß die Belastungen in den Familien, Hilfen von öffentlicher Seite dringend erforderlich machen.

In einer Kurzstudie „Eltern behinderter Kinder" (1985) versuchte ein Projektteam des Österreichischen Instituts für Berufsbildungsforschung (ÖIBF) eine erste Bedürfnisanalyse von Eltern behinderter Kinder in Österreich. Erfaßt werden sollte Art und Ausmaß der Belastungen und Einschränkungen durch das behinderte Kind sowie Wünsche und Bedürfnisse der Eltern nach verschiedenen Maßnahmen und Hilfestellungen von außen. Befragt wurden 200 Familien mit einem geistig, körperlich oder mehrfach behinderten Kind. Der größte Anteil der Angaben (87%) stammte von Müttern, der Rest von Vätern und anderen Bezugspersonen. Durch Detailfragen in bezug auf notwendige Hilfen bei Alltagsroutine, Schulweg, zusätzliche Therapiemaßnahmen u. a. m. machen die Autoren den großen zeitlichen Aufwand der Bezugspersonen, meist der Mütter deutlich. Die rein deskriptive Arbeit ist als Versuch zu werten, verschiedene Faktoren zur äußeren Lebenssituation von Familien mit behinderten Kindern zu beleuchten. Nicht behandelt werden innerfamiliär bedeutsame Aspekte der Beziehung zwischen den Familienmitgliedern.

Mit der Frage, inwieweit die Verzahnung der Lebensläufe des behinderten Kindes und der Eltern zu einer Neustrukturierung des Familiensystems führen, beschäftigten sich Weisgerber-Soiningen et al. (1984). Als Methode verwendeten die Autoren halbstandardisierte, themenzentrierte Interviews. Befragt wurden 95 Mütter von behinderten, entwicklungsverzögerten Kindern im Alter von 0 bis 12 Jahren und 22 Mütter nicht behinderter Kinder zwischen 0 und 6 Jahren. 74 Interviews gelangten zur Auswertung durch ein von den Autoren selbst entwickeltes Auswertungssystem. Im Vergleich zu der recht aufwendigen Methodik und Planung der Untersuchung sind die referierten „ersten" Ergebnisse dürftig. Sie enthalten den Hinweis der Wichtigkeit einer frühen und sicheren Diagnose und die Feststellung, daß für die Eltern in den nachfolgenden Jahren die Behinderung des Kindes das zentrale Ereignis bleibt, das die Familienstruktur weiterhin prägt.

An 71 Familien mit einem mongoloiden und mindestens einem gesunden Kind führte B. Zezula (zit. nach Rett, 1977, 2. Aufl. 1983) im Rahmen von Hausbesuchen Testuntersuchungen durch, an

Hand derer die Dimensionen „Soziale Einstellung“ und „Psychisches Befinden“ analysiert werden sollten. Die Ergebnisse wurden einer Kontrollgruppe von ebenfalls 71 Familien mit durchwegs gesunden Kindern gegenübergestellt. An der Auswertung ist interessant, daß sie nach der Geschwisterposition des mongoloiden Kindes (erstes, mittleres, letztes) differenziert. Während sich die Gruppe mit dem mongoloiden Kind als Letztgeborenes nicht wesentlich von der Kontrollgruppe unterschied, zeigten sich bei der mittleren Geschwisterposition vermehrte Aggressionen der Familienmitglieder, die sich bei den Eltern nach innen, bei den Müttern als Depression äußerten. Familien mit erstgeborenen mongoloiden Kindern zeichnen sich hingegen durch ein sehr positives Eltern-, Selbst- und Fremdbild und einen hohen Grad an sozialer Reife bei den Geschwistern aus.

In diesem Zusammenhang soll die Arbeit von Hackenberg (1983) zur psycho-sozialen Situation von Geschwistern behinderter Kinder erwähnt werden, die erstaunlich offene, selbstkritische, an sozialen und humanitären Werten orientierte Haltungen bei den Geschwistern zu Tage brachte. Die Autorin diskutiert die sozialen und aggressionsvermeidenden Einstellungen der Geschwister behinderter Kinder allerdings kritisch und warnt vor (Selbst-)Überforderung dieser Kinder und Jugendlichen.

Eine der bestbelegten und differenziertesten Aussagen zu Familien mit behinderten Kindern lieferten bislang Margalit und Raviv (1983). Sie untersuchten und verglichen die Einschätzungen des Familiensystems von 67 Müttern geistig retardierter Kinder mit denen von 69 Kontrollmüttern. Die Gruppen waren in bezug auf den sozio-ökonomischen Status vergleichbar. Als Methode verwendeten die Autoren die Family Environment Scale (FES) von Moos und Moos (1976), bestehend aus 10 Subskalen. Signifikante Unterschiede zwischen den Gruppen fanden sie in drei Subskalen: „Expressiveness“, „Independance“ und „Active Recreational Orientation“. Das Familienklima wurde also von Müttern behinderter Kinder in bezug auf den Ausdruck von Gefühlen, die Unabhängigkeit der Familienmitglieder und ihre aktive Regeneration als weniger förderlich beurteilt. Gefühle werden in Familien mit behinderten Kindern nicht offen und direkt ausgedrückt; diese „Politik des Reserviertseins“, so stellten die Autoren zur Diskussion, mag als Coping-Strategie sinnvoll sein, um überstarke Emotionen zu vermeiden bzw. mit chronischem Leid fertig zu werden; sie könnte aber auch in Gefühlen der Scham begründet sein. Als Konsequenzen folgern die Autoren, Eltern behinderter Kinder in ihrem emotionalen Ausdruck und ihrer Unabhängigkeit zu ermutigen, um die optimale Entfaltung jedes Familienmitgliedes sicherzustellen.

Die Frage, ob Familien mit behinderten oder chronisch kranken Kindern an familiären Schwierigkeiten und Belastungen häufiger zerbrechen als Familien sonst, wurde hauptsächlich in Amerika untersucht. Sabbeth et al. (1984) berichten in einer Literaturübersicht über 23 Arbeiten, die sich mit dieser Frage auseinandersetzten. Nur 6 davon verwendeten Kontrollgruppen. Bei der Mehrzahl der Studien zeigten sich keine signifikant erhöhten Scheidungsraten in Familien mit behinderten oder chronisch kranken Kindern; einige berichteten sogar über relativ niedrige Raten. Eingeschränkt muß werden, daß bei vielen Untersuchungen Artefakte durch die Stichproben-Selektion wahrscheinlich sind.

In Deutschland stellten Michaelsen und Michaelsen (1979) bei 521 Familien mit einem körper- oder geistig behinderten Kind eine Scheidungsrate von 10% und Trennung verheirateter Paare zu 3% fest. Dies wieder bedeutet, verglichen mit der durchschnittlichen Scheidungsrate von 4,3% eine deutliche Erhöhung. Mohr et al. (1979) fanden, daß von 629 geistig behinderten Kindern 10,2 % in unvollständigen Familien lebten. 4,6% davon waren durch Scheidung oder Trennung der Eltern betroffen.

In Interviews 18 Monate nach der Geburt von Kindern mit Down-Syndrom stellte Gath (1985) an 30 Familien fest, daß 10% bereits geschieden, weitere 20% unglücklich waren. In der vergleichbaren Kontrollgruppe war keine der Ehen geschieden worden und wurde keine als schlecht eingeschätzt. Gath folgert destruktive Auswirkungen der Behinderung des Kindes auf die Paarbeziehung der Eltern. Sie betont allerdings gleichzeitig, daß auch eine Reihe von Ehen als harmonisch geschildert worden war und etwa die

Hälfte der Familien die Herausforderung der Behinderung des Kindes mit stabileren Familienbeziehungen und einem bereicherten Rollenverhalten in der Gemeinschaft beantwortet hatte.

Die Ergebnisse der bisherigen Untersuchungen über Scheidungsraten bei Familien mit behinderten Kindern sind also nicht eindeutig, zum Teil sogar widersprüchlich. Dies mag darin begründet sein, daß Familien- und Partnerprobleme, selbst wenn sie gravierend und chronisch destruktiv sind, ja nicht unbedingt Trennung oder Scheidung nach sich ziehen. Gerade das Vorhandensein von Kindern, besonders behinderten oder chronisch kranken Kindern, kann ein Motiv für die Eltern sein, trotz großer Probleme in Ehe und Familie zusammenzubleiben. Scheidungsraten stellen damit kein ausreichendes Kriterium für die Beurteilung des familiären Klimas bzw. der Funktionalität gerade in Familien mit behinderten Kindern dar.

C. Schlußfolgerungen aus dem Literaturstudium — Entwicklung von Fragestellungen

Das Literaturstudium zum Thema „Behinderung und Familie" macht deutlich, daß es sich um ein Gebiet handelt, das gegenwärtig von vielen Seiten her in Diskussion, sozusagen stark in Bewegung ist. Dies ist grundsätzlich zu begrüßen, weil es eine Vielzahl von Anregungen, Anstößen und Aufträgen auch und im besonderen für die praxisnahe Forschung mit sich bringt.

Weiterentwicklung ist vor allem im Hinblick auf ein „umfassendes Rahmenparadigma" (vgl. Bleidick, 1977) zu wünschen, das die theoretischen Ansätze miteinander verknüpft und die verschiedenen Aspekte des Behindertenbegriffs sinnvoll zueinander in Beziehung setzt. Dies ist möglicherweise am ehesten von der systemtheoretischen Sichtweise zu erwarten, die ja eine durchaus integrative Funktion besitzt.

Weiterentwicklung ist aber auch und im besonderen durch empirisch-wissenschaftliche Forschung zu erwarten, die fundierte Kenntnisse zu bestimmten Teilbereichen des Themas „Behinderung und Familie" aus der Sicht verschiedener Familienmitglieder zur

Verfügung stellt. Bisherige Untersuchungen konnten aufgrund ihrer methodischen und statistischen Konzeption die auf diesem Gebiet bestehende Lücke nicht schließen.

Die vorliegende Studie soll sich deshalb in Form eines wissenschaftlich-empirischen Zugangs mit einem Teilbereich der Familienforschung innerhalb der Behindertenarbeit befassen. Sie konzentriert sich auf eine bestimmte Phase im Lebenszyklus der Familie, nämlich auf diejenige, in der heranwachsende Kinder und Jungendliche mit ihren Eltern zusammenleben und die sogenannte Kernfamilie bilden. Ausgenommen bleiben andere Apekte des viel umfassenderen Themas „Behinderung und Familie", wie z. B. die Forschung über Familien, die von Behinderten gegründet werden, Familien mit erwachsenen Behinderten im erwerbsfähigen Alter oder jenseits davon.

Die letztgenannten Bereiche stellen zum Großteil völliges Neuland für den Wissenschafter dar. Bei Familien mit behinderten Kindern hingegen lassen sich schon genügend Ansätze zur Bildung von Fragestellungen aus den bisherigen Literaturberichten ableiten. So besteht aus den vorliegenden Erfahrungen die Berechtigung, bei Familien mit behinderten Kindern gehäuft familiäre Dysfunktionalitäten anzunehmen, und zwar *im Zusammenhang* mit der Tatsache, daß ein behindertes Kind zu den Familienangehörigen zählt. Dies soll ausdrücklich *nicht* im Sinne eines linearkausalen Determinismus verstanden werden. Behinderte Kinder sind keine lineare oder gar zwingende Ursache von familiären Fehlentwicklungen, ihre Familien geraten vielmehr — so die Annahme — im Austauschprozeß der Familienmitglieder untereinander in eine Situation, die die Entwicklung familialer Dysfunktionalitäten begünstigt. Diesen Fehlentwicklungen (falls vorhanden) *kann* und muß seitens der Gesamtfamilie und der Helfer gegengesteuert werden. Der *prozeßhafte Charakter* der Entwicklung und Aufrechterhaltung familialer Strukturen ist also hier mit besonderem Nachdruck zu betonen.

In diesem Sinne soll das Bild der „behinderten Familie" näher beleuchtet und differenziert werden. Wenn es stimmt, daß Familien mit schwerbehinderten Kindern sogenannte „behinderte Familien" sind, müßte dies einen beobachtbaren, möglichst quantifizierbaren

Niederschlag bei der Untersuchung verschiedener Teilbereiche der familialen Funktionalität zeigen. Ein Rückschluß auf ein erhöhtes Risiko typischer struktureller Fehlentwicklungen in Familien mit geistig behinderten Kindern wäre dann tatsächlich erlaubt, die Ableitung präventiver und therapeutischer Konsequenzen daraus möglich. Dies ist Fragestellung und Ziel der vorliegenden empirischen Studie.

II. Familiendiagnostik

A. Zum gegenwärtigen Stand der familiendiagnostischen Forschung

Der systemische, familientherapeutische Ansatz ist mit Begeisterung aufgenommen worden und befindet sich weiter in einer Expansionsphase (Nordmann, 1986). Mit der Euphorie über das systemische Denken ist allerdings vielfach unberücksichtigt geblieben, daß die neue Sichtweise große theoretische und methodische Probleme aufwirft, die bis heute nicht befriedigend gelöst werden konnten. Obwohl einige wenige Autoren für eine „kritische Prüfung der theoretischen und praktischen Bestandteile des ... Paradigmas eintreten" (Reiter-Theil, 1984), befindet es sich nach wie vor in einer vorwissenschaftlichen Phase (vgl. Welter-Enderlin, 1980). Insbesondere ist die Diskussion um eine, dem ökologischen und systemischen Denken angemessene Familiendiagnostik weit davon entfernt, abgeschlossen zu sein (Reiter-Theil, 1984).

Dies scheint unter anderem durch die Tatsache begünstigt, daß an eine, dem Systemdenken adäquate Diagnostik von theoretischer Seite völlig neue und nicht geringe Anforderungen gestellt werden müssen. Aufgrund des Wechsels von der individuellen Ebene zur Ebene systemischer Beziehungszusammenhänge soll das diagnostische Vorgehen die Zirkularität und Gleichzeitigkeit der Kommunikationsprozesse von zwei, meist mehreren Interaktionspartnern erfassen (Brunner et al., 1984) und seine wechselseitigen Verflechtungen berücksichtigen und einbeziehen. Komplizierend kommt hinzu, daß der Beobachter nicht, wie dies bei traditionellen methodischen Ansätzen der Fall ist, eine unabhängige Größe darstellt, sondern — streng genommen — selbst Teil des zu beobachtenden Systems wird.

Stellt man diese Schwierigkeiten in Rechnung, so wird der Eindruck verständlich, daß Familiendiagnostik — zumindest für die Alltagspraxis und praxisnahe Forschung — etwas kaum Machbares sei. Die Schwelle, Familiendiagnostik zu betreiben, ohne sich vernichtender Kritik auszusetzen, wird damit relativ hoch; sie schreckt viele Familientherapeuten ab, ihre Erfahrungen und Möglichkeiten in Diagnostik und Therapie einzubringen, weiterzuentwickeln und zu validieren. Dadurch geht ein großer Teil der Möglichkeiten verloren, Diagnose und Evaluation mit dem Interventionsprozeß zu verbinden und so zwischen Forschung, Theorie und Praxis zu vermitteln (vgl. Cromwell et al., 1984).

Die gegenwärtig angewandten Methoden der familiendiagnostischen und Interaktionsforschung reichen vom gemeinsamen Rorschach-Test über die Anwendung von Persönlichkeitsinventaren, Familienfragebögen bis zu Analysen der de facto ablaufenden Interaktion. Cromwell et al. (1984) ordneten die Verfahren nach verschiedenen Gesichtspunkten. In einer Übersicht unterschieden sie zwischen der „Insider-Perspektive“ eines über die eigene Familie berichtenden Familienmitgliedes und der „Outsider-Perspektive“ eines außenstehenden Beobachters als zweier, voneinander unabhängiger, möglicherweise widersprüchlicher Wahrnehmungen des Familiensystems. Hauptzugänge sind im ersten Fall sogenannte *Selbstberichtsmethoden*, im zweiten Fall *Verhaltensbeobachtungen*.

Bei den Selbstberichtsmethoden, dem gegenwärtig am weitest verbreiteten Zugang, ist das Individuum die primäre Quelle der Information (vgl. Cierpka et al., 1987). In den meisten Fällen beantworten die Familienmitglieder dabei standardisierte Fragebögen. Aber auch die Anwendung projektiver und nicht-projektiver Persönlichkeitstests, die einzeln (intrapersonale Ebene) oder gemeinsam (interpersonale Ebene) bearbeitet werden, fällt unter diese Methoden. Verhaltensbeobachtungen sind (subjektive) Beobachterberichte, eventuell unter Verwendung von Rating Scales bzw. (objektive) Interaktionsanalysen eines meist künstlich induzierten Geschehens (z. B. Konfliktlöseaufgaben). (Über die kürzlich erprobten Zugangsmöglichkeiten berichten Brunner, 1984, Nordmann und Cierpka, 1986 sowie Cierpka und Nordmann, 1987).

Aus den Schwierigkeiten, die sich daraus ergeben, dem systemischen Ansatz methodisch gerecht zu werden, wird heute vielfach ein Ausweg darin gesucht, multimethodale Untersuchungsinstrumente einzusetzen, um „aus verschiedenen Perspektiven und mit verschiedenen Linsen" (Schretter et al., 1986) die Komplexität des Gegenstandes abzubilden. Beispiele dafür sind die Kombination von Selbstbeobachtung, Befragung und Video-Auswertung (Cromwell und Peterson, 1983) oder die von Schretter et al. (1986) vorgeschlagene „Netzwerkanalyse". Diese Verfahren haben jedoch den Nachteil, daß sie äußerst arbeitsaufwendig und zeitintensiv sind und ihre Anwendung daher bislang auf einzelne Familien beschränkt bleiben mußte. Eine inferenzstatistischen Zwecken gerechtwerdende Stichprobe ist damit praktisch nicht zu untersuchen. Das Problem im Bereich klinisch-empirischer Forschung stellt sich damit in einer Entscheidung zwischen optimaler bzw. befriedigender Methode und ebensolcher Stichprobe.

B. Wahl eines geeigneten Instrumentariums

Die Wahl eines geeigneten Instrumentariums darf sich allerdings nicht in allererster Linie nach den Erfordernissen der Praktikabilität an größeren Stichproben orientieren. Vielmehr ist die Methode vorerst danach zu beurteilen, ob ihr eine theoretische Modellvorstellung zugrundeliegt, die es zuläßt, Operationalisierungen von relevanten, sinnvoll miteinander in Beziehung gesetzten Konstrukten abzuleiten. Weiters ist danach zu fragen, ob die Verfahren bestimmten Mindestanforderungen der Testtheorie, wie Objektivität oder interner Konsistenz, genügen und ein vorerst ausreichendes Maß an Konstruktvalidität aufweisen. Sie müssen nicht zuletzt dem Anspruch standhalten, Variable auf Beziehungsebene oder Merkmale von Systemen erfassen zu wollen und nicht „bloß" Merkmale von Individuen, die bestimmten Systemen angehören.

Nimmt man alle Erfordernisse und Argumente zusammen und wägt sie gegeneinander ab, so scheint es beim derzeitigen Stand der familiendiagnostischen Forschung für eine klinisch-empirische Studie am sinnvollsten, einen speziell für familiendiagnostische Zwecke entwickelten Fragebogen zu verwenden, der auf einer theoretischen Modellvorstellung der Familie aufbaut. Liegen bereits positive Erfahrungen zu verschiedenen Testgütekriterien vor, so kann man davon ausgehen, daß es mit Hilfe eines solchen Instruments möglich sein wird, bestimmte operationalisierte Dimensionen der familialen Funktionalität einigermaßen verläßlich erfassen und quantifizieren zu können.

Einzuordnen sind solche Instrumente in die Gruppe der Selbstberichtsmethoden. Es muß also bewußt bleiben, daß es sich hierbei um die subjektive Wahrnehmung von Familienmitgliedern in bezug auf die eigene Familie handelt. Diese Insider-Perspektive besitzt allerdings — so lehrt es zumindest die familientherapeutische Praxis — einen mindestens ebenso großen Stellenwert wie die Outsider-Perspektive des sogenannten unbeteiligten Beobachters.

Im folgenden werden zwei familientheoretische Modelle behandelt, die jeweils zur Entwicklung darauf aufbauender familiendiagnostischer Instrumente geführt haben: das „*Circumplex Model of Marital and Family Systems*“ nach David Olson et al. (1979) und die daraus entwickelten FACES (*Family Adaptability and Cohesion Evaluation Scales*) sowie das „*Process Model of Familiy Functioning*“ von Steinhauer et al. (1984) mit dem davon abgeleiteten FAM (*Family Assessment Measure*). Beide Modelle sind in der einschlägigen Fachliteratur bereits gut bekannt, ebenso wie die zugehörigen Diagnoseverfahren, die in Amerika schon vielfach erprobt und zuletzt auch im deutschsprachigen Raum angewendet worden sind. Die beiden Familienfragebögen wurden als Intrumentarium für die vorliegende Untersuchung ausgewählt.

C. Vorstellung familientheoretischer Modelle und daraus abgeleiteter familiendiagnostischer Instrumente

1. Olsons Circumplex Model of Marital and Family Systems

Das zur Zeit im Bereich der Familienforschung und Familientherapie wohl bekannteste Modell ist David Olsons 1979 entwickeltes

„Circumplex Model of Marital and Family Systems" (Olson et al., 1979). Dieses besonders überschaubare Konzept beschreibt die Familie anhand zweier voneinander unabhängiger Dimensionen, 1. der *Kohäsion* (familialer Zusammenhalt) und 2. der *Adaptabilität* (Anpassungsfähigkeit der Familie). Jede der beiden Dimensionen wird in vier Bereiche unterteilt, die extrem niedrige bis extrem hohe Ausprägungsgrade auf den Dimensionen repräsentieren.

Die Kohäsion zerfällt in die Stufen „losgelöst", „getrennt", „verbunden" und „verstrickt". Losgelöstheit[2] bedeutet ein extrem niedriges Maß an emotionaler Bindung und Nähe zwischen den Familienmitgliedern, dagegen hohe Unabhängigkeit und nahezu uneingeschränkte Einflußmöglichkeiten von außen. Verstrickung[2] im anderen Extrem meint eine extrem starke Verbundenheit und Abhängigkeit der Familienmitglieder untereinander, eine Überidentifikation mit der Familie, die eine Individuation der Mitglieder stark einschränkt oder sogar verhindert. Dazwischen liegen die Bereiche „Getrenntheit" und „Verbundenheit" als mittlere, jeweils einem Extrem mehr zugewandte Ausprägungsgrade an familialem Zusammenhalt.

Die Dimension Adaptabilität unterteilt sich in die Stufen „rigid", „strukturiert", „flexibel" und „chaotisch". Sie beschreibt das Ausmaß an Veränderung, das in einer Familie als Antwort auf sich ändernde Bedürfnisse der Familienmitglieder oder neue Herausforderungen stattfindet. Extrem viel Veränderung, z. B. ständig wechselnde Regeln und Rollen führt zum Chaos, extrem wenig zieht Rigidität nach sich. Die mittleren Bereiche, „Strukturiertheit" und „Flexibilität" entsprechen einer Balance zwischen Stabilität und Veränderung.

Aus der Beschreibung der Dimensionen geht bereits hervor, daß Olson et al. (1979) eine kurvilineare Beziehung zwischen der

---

[2] Vgl. auch verwandte theoretische Konzepte von Minuchin (1977): Loslösung — Verstrickung; Bowen (1961): emotionale Trennung — emotionale Verschmelzung; Rosenblatt und Titus (1976): Abgetrenntheit — Zugehörigkeit; Reiss (1971): interpersonell distanzgefährdet — übereinstimmungsgefährdet; Stierlin (1974): Zentrifugalkraft — Zentripetalkraft.

Funktionalität einer Familie und den Ausprägungsgraden beider Dimensionen annehmen. Sowohl besonders hohe als auch besonders niedrige Grade an Kohäsion und Adaptabilität werden als „pathologisch" bzw. „pathogen" angesehen, mittlere hingegen als günstig und förderlich.

An Hand der beiden Dimensionen stellten Olson et al. ein zweidimensionales Grundmodell auf, das sogenannte *Circumplex Model of Marital and Family Systems* (Abb. 1).

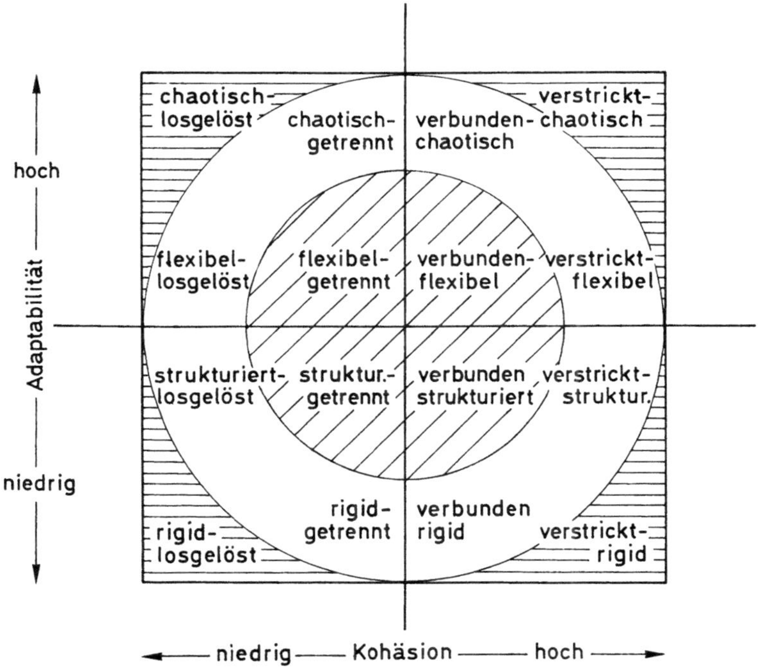

Abb. 1. Circumplex Model of Marital and Family Systems nach Olson et al. (1979)

Die konzentrischen Kreise um das Zentrum des Modells geben günstige bzw. weniger günstige Bereiche familialen Funktionierens an. Nach Annahme Olsons steigt die Dysfunktionalität einer Familie mit ihrer Entfernung vom Zentrum des Modells. Durch

Kombination der je 4 Ausprägungsgrade ergeben sich 4 mal 4, 16 verschiedene Familientypen (Zellen) (Abb. 2).

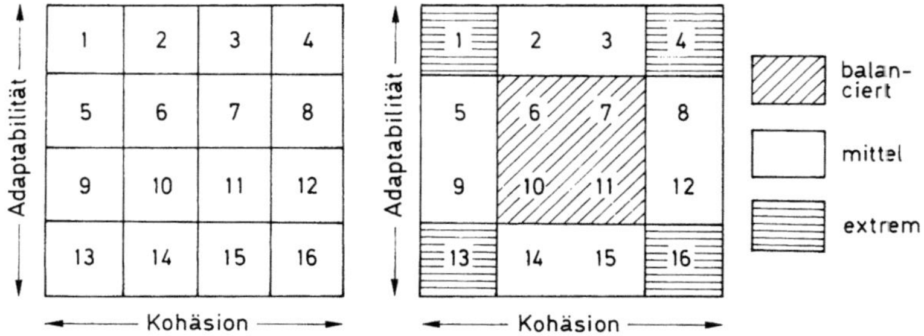

Abb. 2. 16 Familientypen und 3 Kategorien (balanciert, mittel, extrem) nach Olson et al., 1979

Die dem Schnittpunkt der Orthogonalen, dem Zentrum nächst gelegenen 4 Zellen beinhalten jeweils gemäßigte, „balancierte" Ausprägungsgrade an Kohäsion und Adaptabilität und werden zu der Kategorie „*balanciert*" zusammengefaßt. Extreme Ausprägungen auf der einen, gemäßigte auf der anderen Orthogonalen werden als „*mittel*" eingestuft und Extreme in beiden Dimensionen, das sind die an den Ecken gelegenen Zellen als „*extrem*".

Olsons Circumplex Model ist in der Literatur ausführlich diskutiert worden. Beavers und Voeller (1983) kritisierten, zunächst theoretisch, die Kurvilinearitätshypothese für das Adaptibilitätskonzept. Die Autoren nehmen im Gegensatz zu Olson eine lineare Hypothese für die Dimension Adaptibilität an. Grenn et al. (1985) bestätigten dies in einer empirischen Studie; sie erhielten Hinweise auf eine Linearität zumindest dieser Dimension, wenn nicht des gesamten Circumplex Model. Auch Miller et al. (1985) konnten in ihren Ergebnissen die Kurvilinearität des Modells nicht bestätigen. Thomas (im Druck) stellt ähnliche Überlegungen für beide Dimensionen an.

2. FACES — Family Adaptibility and Cohesion Evaluation Scales

Basierend auf dem zirkumplexen Modell, entwickelten Olson et al. ein eigenes Fragebogeninstrument, das die Lokalisierung einer

Familie oder eines Familienmitglieds in einer der 16 Zellen und die daraus resultierende Zuordnung zu einer der drei Kategorien „balanciert“, „mittel“ und „extrem“ zuläßt.

Der FACES lag zunächst in einer Vorstufe (111 Items) vor, wurde in seiner zweiten Version (FACES II) erheblich gekürzt (Olson et al., 1982) und 1985 schließlich von Olson et al. in einer dritten verbesserten Fassung (FACES III) vorgestellt. Die Verbesserungen beziehen sich in erster Linie auf die Validität des Tests, indem die Korrelation der beiden Dimensionen (Skalen) von ursprünglich 0.62 auf 0.03 verringert werden konnte. FACES III zeigt, wie auch schon seine Vorstufe, eine gute interne Konsistenz und eine ausreichende Konstruktvalidität. Die Normwerte des FACES III beziehen sich auf eine Stichprobe von 2453 Erwachsenen und 412 Jugendlichen.

Zahlreiche empirische Studien im amerikanischen Raum konnten nachweisen, daß der FACES zwischen „klinischen“ und „nicht klinischen“ Familien im Sinne der Hypothesen des Modells unterscheidet. Eine Literaturübersicht bietet Thomas (im Druck). Wohl konnten im deutschsprachigen Raum anhand verschiedener deutscher Fassungen des FACES II (FFB — Familien-Fragebogen; FFBO — Familien-Fragebogen Olson) Olsons Testgütekriterien bestätigt werden (von Schlippe, 1985, Thomas, im Druck) nicht jedoch die Diskriminierung zwischen klinischen und nicht-klinischen Familien (Kötter, 1984; von Schlippe, 1985). Thomas fand bei 75 Jugendlichen keinerlei Bestätigung des Modells, bei 72 Eltern nur eine tendenzielle Ähnlichkeit mit Olsons Ergebnissen. Während also sehr viele Untersuchungen im amerikanischen Raum das Circumplex Model und den FACES unterstützen, werden sie von europäischen Studien in Frage gestellt. Allerdings fand noch nirgends die neue, verbesserte Version des FACES III Anwendung.

Der FACES III besteht aus insgesamt 40 Items. Die ersten 20 beziehen sich auf das Real-Bild der Familie (Ist-Zustand), die restlichen 20 auf die Wunschvorstellung (Ideal-Bild). Der Proband schätzt jede Aussage danach ein, wie gut sie seiner Meinung nach die eigene Familie beschreibt. Er wählt seine Antwort auf einer 5stufigen Skala zwischen den Polen „fast immer“ und „fast nie“.

Olson et al. (1982) empfehlen die Anwendung des FACES ab einem Alter von 12 Jahren.

Aus der Summe der Einzelaussagen (je 10 Items) werden die Rohwerte für die beiden Dimensionen, getrennt für das Ist- und Wunsch-Bild berechnet. Es ergeben sich also 4 Skalen:

Kohäsion-Ist	Kohäsion-Wunsch
Adaptabilität-Ist	Adaptabilität-Wunsch

Die Rohwerte jeder Person und Skala werden mittels Normtabellen den 4 Bereichen jeder Dimension zugeordnet. Aus der Kombination der beiden Dimensionen ergibt sich die Lokalisation im Modell, einmal für das Real-Bild, einmal für die Wunschvorstellung jedes einzelnen Familienmitgliedes.

Für die Beschreibung eines Paares oder einer Familie empfehlen Olson et al. (1985) die Berechnung von Couple und Familiy Mean Scores auf den 4 Skalen. Es handelt sich dabei um das arithmetische Mittel der Rohwerte von Mann und Frau bzw. von allen befragten Personen einer Familie. Da sich die Einschätzungen der einzelnen Familienmitglieder jedoch erheblich voneinander unterscheiden können, werden neben den Mittelwerten auch Diskrepanzmaße (Discrepancy scores) für die 4 Skalen berechnet. Sie geben in Form der Streuung (Standardabweichung) der Einschätzungen um den Mittelwert den Grad der Übereinstimmung innerhalb eines Paares oder einer Familie an.

Das englische Original des FACES III wurde für die eigene Untersuchung von uns ins Deutsche übersetzt[3]. Der Test liegt mit der Bezeichnung „*Familien-Fragebogen — FACES III*“ vor.

---

[3] Die Übersetzung wurde von einer erfahrenen, im Simultandolmetschen ständig geübten Übersetzerin geprüft und überarbeitet. Sie wurde mit ihr sowie im Fachkollegenkreis in mehreren Schritten diskutiert und verbessert. Die dem englischen Original am besten entsprechende und nach unserem Sprachgebrauch den Aussagegehalt des Items am ehesten treffende Formulierung wurde gewählt. Dabei wurden die unseres Erachtens verkehrten Richtungen der Items 38 und 40 beibehalten, um das Ergebnis, das sich an den amerikanischen Normen orientieren mußte, nicht zu verfälschen.

3. Das Prozeß-Modell und der FAM (Family Assessment Measure)

Das „Process Model of Family Functioning“, im folgenden kurz „Prozeß-Modell“ genannt, wurde 1984 von Steinhauer et al. vorgestellt. Es geht davon aus, daß die Familie — mehr als jede andere Gruppe — durch gemeinsame Ziele verbunden ist, die hauptsächlich darin bestehen, Entwicklung, Sicherheit und Autonomie der Familienmitglieder in biologischer, psychologischer und sozialer Hinsicht zu gewährleisten sowie den familialen Zusammenhalt aufrechtzuerhalten.

Die Erreichung dieser übergeordneten Ziele setzt die Erfüllung bestimmter Aufgaben voraus, die inhaltlich, je nach Lebensphase der Familie sehr verschieden sind. Sie werden von einer Reihe sich wechselseitig beeinflussender Dimensionen der Familienfunktionalität begünstigt oder behindert. Die *Aufgabenerfüllung* setzt die Ausübung und Differenzierung von Rollen voraus und die Bereitschaft der Familienmitglieder, diese zu übernehmen (*Rollenverhalten*). Effektives Rollenverhalten erfordert klare *Kommunikation*, nicht nur über sachliche, sondern auch über emotionale Aspekte, die die Aufgaben- und Rollenerfüllung erschweren oder erleichtern (*Affektiver Austausch*). Ähnlich beeinflußt die Qualität der gefühlsmäßigen Beziehung der Familienmitglieder untereinander (*Affektive Beziehungsaufnahme*) sowie Art und Ausmaß der gegenseitigen Einflußnahme (*Kontrolle*) die Aufgabenbewältigung und damit die Funktionalität einer Familie. *Wertvorstellungen und Normen*, sei es sozio-kulturell assimilierte, oder aus der Herkunftsfamilie abgeleitete, bilden den Hintergrund allen familiären Handelns und gehen in alle oben genannten Bereiche ein.

Die verschiedenen Dimensionen familialen Funktionierens sind im Prozeß-Modell auf unterschiedlichen Abstraktionsebenen angeordnet (Abb. 3).

Auf höchster Abstraktionsebene ist die Dimension „Werte und Normen“ angesiedelt. Es folgen die der direkten Beobachtung wenig zugänglichen Dimensionen „Affektive Beziehungsaufnahme“ und „Kontrolle“. Näher der Beobachtungsebene liegt das „Rollenverhalten“, die „Kommunikation“ und der „Affektive

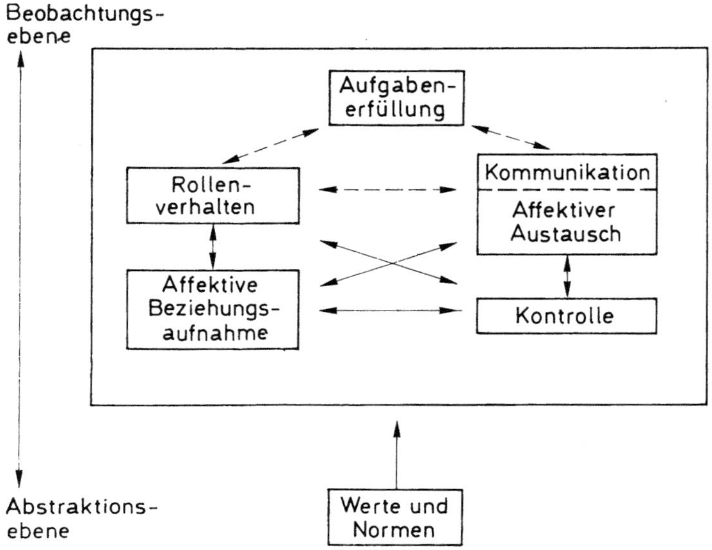

Abb. 3. Process Model of Family Functioning (Prozeß-Modell) nach Steinhauer et al., 1984

Austausch". Die „Aufgabenerfüllung" kann schließlich sozusagen als „Output" eines von allen Dimensionen direkt oder indirekt beeinflußten Prozesses angesehen werden. Sie ist der Beobachtung am direktesten zugänglich.

Auf dem Hintergrund des Prozeß-Modells entwickelten Skinner et al. ein familiendiagnostisches Instrument, das die Autoren in seiner dritten Fassung 1983 veröffentlichten. Es handelt sich um einen Familien-Einschätzungsbogen — *Family Assessment Measure (FAM)* —, der die 7 genannten Dimensionen operationalisiert und anhand von 7 gleichlautenden Skalen mißt: 1. Aufgabenerfüllung (AE), 2. Rollenverhalten (RV), 3. Kommunikation (KOM), 4. Affektiver Austausch (AA), 5. Affektive Beziehungsaufnahme (AB), 6. Kontrolle (K) und 7. Werte und Normen (WN).

Der FAM III besteht aus drei Untersuchungsbögen, die Daten aus verschiedenen Perspektiven bereitstellen:

1. Der *Allgemeine Familieneinschätzungsbogen* enthält Aussagen zur Gesamtfamilie als System (50 Items).

2. Der *Selbstbeurteilungsbogen* untersucht die Funktion des einzelnen Familienmitgliedes innerhalb der eigenen Familie (42 Items).

3. Der *Zweierbeziehungsbogen* fokusiert die paarweisen Beziehungen in der Familie (z. B. Vater zu Sohn, Frau zu Mann) (42 Items).

Die Dreiteilung macht den FAM III auf dem jetzigen Stand der Forschung anderen Fragebogeninstrumenten überlegen. Denn durch sie kann am ehesten erwartet werden, daß der komplexen Familiendynamik durch Beleuchten aus verschiedenen Perspektiven Rechnung getragen wird (vgl. Cierpka, im Druck).

Jeder Untersuchungsbogen umfaßt 5 oder 6 Aussagen zu den im Modell beschriebenen Dimensionen (Skalen), der Allgemeine Familienbogen noch zwei zusätzliche Kontrollskalen „Soziale Erwünschtheit" (SE) und „Abwehr" (A). Der Proband beantwortet die Items auf einer 4stufigen Skala von starker Zustimmung („stimmt genau") bis zu starker Ablehnung („stimmt überhaupt nicht"). Empfohlen wird die Vorgabe des Inventars ab einem Alter von 12 Jahren. Die Rohwerte werden getrennt für Adoleszente (12 bis 18 Jahre) und Erwachsene in T-Werte übergeführt. Aus den T-Werten der 7 Dimensionen des Modells wird als Gesamt-Skala (GES) das arithmetische Mittel der Einschätzungen je Bogen gebildet. T-Werte über 60 werden als „*Familienschwächen*", solche unter 40 als „*Familienstärken*" interpretiert[4].

Die T-Werte der Subskalen können graphisch in einem Profil dargestellt werden, das die Stärken und Schwächen der Familie erkennen läßt. Für die Beurteilung einer Familie anhand ihrer FAM-Profile sind vor allem interessant:

---

[4] Diese Interpretation ist aus mehreren Gründen problematisch. Zum einen bedeutet sie ein stark belastendes Werturteil. Zum anderen wird üblicherweise der Bereich der „Normalität" statistisch durch 50% der Fälle gekennzeichnet. Bei der T-Verteilung liegen aber zwischen den Grenzen 40 und 60 zwei Drittel aller Fälle, so daß die Grenzen hier relativ weit gewählt sind.

1. Die Höhe der T-Werte
2. Die Anzahl der Skalen mit T-Werten größer als 60.
3. Die Abweichungen (Diskrepanzen) zwischen den Familienmitgliedern.

Je höher die T-Werte, je mehr „erhöhte" Skalen (T größer als 60) und je größer die Diskrepanzen zwischen den Familienmitgliedern, um so ungünstiger liegen die Einschätzungen und damit die Beurteilungen der Familie.

Statistische Analysen des FAM III wurden von den Autoren an 475 Familien durchgeführt. Die Ergebnisse der Itemanalysen sowie die Testgütekriterien erwiesen sich als zufriedenstellend. Cierpka et al. (1986) fanden bei 67 sogenannten Normalfamilien anhand einer deutschen Übersetzung eine relativ gute Übereinstimmung mit den Analysen von Skinner et al. (1983)[5]. Auch erste Itemanalysen zeigten bis auf wenige Ausnahmen gute Ergebnisse. Der Test ist in statistischer Hinsicht als befriedigend, in klinischer und forschungspraktischer Hinsicht als interessant zu bezeichen.

---

[5] Die von Cierpka et al. entwickelte und verwendete deutsche Fassung des FAM III („Familien-Einschätzungs-Bogen") wurde zur Gänze übernommen. Das auf Computer-Auswertung zugeschnittene Antwortblatt wurde überarbeitet, um bei späteren Anwendungen auch „händische" Auswertungen zu ermöglichen.

III. Planung und Durchführung der eigenen Untersuchung

Zur Beantwortung der Frage, ob sich Familien mit einem schwer geistig behinderten Kind von einer Vergleichsgruppe sogenannter Normalfamilien in bestimmten operationalisierten Dimensionen der Familienfunktionalität signifikant unterscheiden, werden zwei Gruppen gegenübergestellt:

1. *Die Untersuchungsgruppe (UG)*: Familien mit einem schwer geistig behinderten Kind.

2. *Die Vergleichsgruppe (Kontrollgruppe, KG)*: Familien mit durchwegs nicht behinderten Kindern.

Den Familienmitgliedern beider Gruppen (ab einem Alter von 12 Jahren, ausgenommen das geistig behinderte Kind) werden die Familienfragebögen getrennt und einzeln vorgelegt. Die Ergebnisse werden mittels inferenzstatistischer Verfahren auf Signifikanz überprüft.

A. Gewinnung der Stichprobe, Eintrittskriterien

Zielfamilien der Untersuchungsgruppe (UG) waren Eltern mit einem Kind, das die Schwerstbehindertenschule (S-Schule oder S-Klasse) besucht. Dadurch war gewährleistet, daß die geistige Behinderung des Kindes seitens der Eltern und der Schule bzw. Schulbehörde als solche ausgewiesen und als schwer eingestuft worden war. Da erwartungsgemäß beim überwiegenden Teil der Kinder die Behinderung seit Geburt bestand, konnte angenommen werden, daß sich damit im Zusammenhang stehende Familienstrukturen bzw. Dysfunktionalitäten der Familien bereits gebildet und verfestigt hatten; mit anderen Worten daß die Familien eine familiendynamisch relevante und erkennbare „Antwort“ im Zusammenhang mit der geistigen Behinderung eines ihrer Familienmitglieder bereits gegeben hatten.

In die Vergleichsgruppe (KG) wurden Familien mit mindestens einem Schüler (einer Schülerin) der Regelschule aufgenommen. Keines der Kinder durfte eine chronische oder psychosomatische Erkrankung aufweisen oder schwer verhaltensauffällig sein.

Familiensoziologisch gesehen bedeutet die Einschränkung auf das Schulalter eine Begrenzung auf einen ganz bestimmten Abschnitt, eine Phase im Lebenszyklus der Familie, nämlich auf jene Zeitspanne, in der die Eltern mit ihren heranwachsenden Kindern zusammenleben. Diese Zeitspanne fällt zumeist in das 4. Lebensjahrzehnt der Eltern. Die Familie ist im allgemeinen nicht mehr ganz „jung" (die Phase der Paar- und Familienbildung ist vorüber), sie ist aber auch noch davon entfernt, durch Ablösung der Kinder in ein neues Stadium im Lebenszyklus einzutreten. Die Begrenzung wurde gerade im Hinblick auf die Fragestellung bewußt gewählt.

Ein weiteres Eintrittskriterium in die Stichprobe war die „Vollständigkeit" der Familien. Darunter ist zu verstehen, daß ein männlicher und ein weiblicher „Haupterzieher" (Vater und Mutter, Stief-, Pflege-, Adoptivvater- und/oder -mutter, Lebensgefährte(in) des Vaters oder der Mutter) mit dem Kind (den Kindern) einen gemeinsamen Familienhaushalt bilden. Das behinderte Kind bzw. ein Schulkind der Vergleichsgruppe mußte ebenfalls ständig im Familienverband leben.

Das Eintrittskriterium „Vollständigkeit" bedeutet eine weitere Begrenzung. Ausgenommen wird dadurch die relativ große Gruppe der Alleinerzieher sowie die Gruppe der Familien, deren (behindertes) Kind im Heim oder Internat lebt. Die Begrenzung hat den Vorteil der größeren Homogenität; vor allem aber können dadurch empirische Daten von *beiden* Haupterziehern (in der Vater- und Mutterrolle) erhoben und verglichen werden.

Familien beider Gruppen wurden dann nicht befragt, wenn bei beiden Eltern Deutsch nicht die Muttersprache war; dies aufgrund der dann zu erwartenden relativ großen und schlecht kontrollierbaren sprachlichen Barrieren bei der Bearbeitung der Fragebögen.

B. Organisation der Datenbeschaffung

1. Motivation der Familien zur Teilnahme

Die Kontaktnahme zu den Familien lief über die S-Schulen bzw. S-Klassen und die benachbarten (nächstgelegenen) Regelschulen (Volksschulen). Dafür war es notwendig, zunächst das Einverständnis der Schulen und Schulbehörden zu erlangen und Direktoren und Lehrer für die Studie zu interessieren.

Um eine möglichst große Stichprobe aus beiden Zielgruppen gewinnen zu können, wurden die Eltern auf Elternabenden oder Elternvereinsversammlungen persönlich über Art und Ziel der Untersuchung informiert. Der persönliche Kontakt zu den Eltern erwies sich als sehr wertvoll; er war für die Motivation der Familien zur Teilnahme oft ausschlaggebend.

Darüber hinaus wurden alle Eltern der Zielschulen in einem Elternbrief schriftlich über die Untersuchung informiert und zur Teilnahme eingeladen. Die Briefe wurden den Schülern unadressiert nach Hause mitgegeben. War eine Familie zur Mitarbeit bereit, so gab sie ihren Namen, Wohnsitz etc. auf dem beiliegenden Antwortblatt an und ermöglichte es so der Projektleiterin, mit ihr in Kontakt zu treten. Auf diese Weise konnte durch einen Informationsvorsprung der Eltern dem Datenschutz und der Freiwillligkeit voll Rechnung getragen werden. Für die Auswertung sämtlicher Angaben wurden den Familien Vertraulichkeit und Anonymität zugesichert.

Nahezu alle Eltern, die sich zur Teilnahme gemeldet hatten, wurden von der Projektleiterin zunächst persönlich kontaktiert, erst dann wurden ihre Daten an Mitarbeiter des Projektes weitergegeben. Das Telephongespräch gab Gelegenheit, neu aufgetauchte Fragen im Zusammenhang mit der Untersuchung zu klären und den Ort der Befragung festzulegen. Die Familien wählten zwischen einem Hausbesuch und einem Besuch an der Universitäts-Kinderklinik. Die meisten entschieden sich für den Hausbesuch.

2. Projektteam

Das Projektteam bestand aus speziell geschulten Lehrern und

Studenten der Pädagogischen Akademie. Die Mitarbeiter wurden mit der Handhabung der Verfahren und mit grundlegenden Richtlinien im Erstkontakt mit Familien vertraut gemacht. Sie hatten keinen Zugang zum Auswertungsschlüssel der Fragebögen und zu Teilergebnissen der Studie.

Die Mitarbeiter des Projektteams hatten die Aufgabe, mit einer bestimmten Anzahl von Familien selbstständig Terminvereinbarungen zu treffen, die Fragebögen vorzulegen und deren getrennte Bearbeitung zu überwachen. Sie erhoben darüber hinaus einige Zusatzinformationen über die befragten Personen bzw. das behinderte Kind und fertigten eine Familienskizze nach Anleitung an.

Die Arbeit der Projektgruppe wurde in monatlichen Projektsitzungen koordiniert und überwacht.

3. Zusatzinformationen, Familienskizze

Die Fragebögen enthielten Zusatzinformationen über das Alter, den erlernten Beruf und die jetzige Tätigkeit der befragten Personen. In der Familienskizze war es möglich, relevante Informationen über die Zusammensetzung der Familie, Anzahl, Alter und Geschlecht der Kinder etc. in übersichtlicher und rasch zugänglicher Form zu speichern. Die Anfertigung von Familienskizzen lehnt sich an die von Krähenbühl et al. (1984) an, weist aber einige zusätzliche bzw. modifizierte Möglichkeiten der Informationsspeicherung auf. Folgende Zeichen wurden verwendet:

□
männlich (Vater, Ersatzvater, Sohn)

○
weiblich (Mutter, Ersatzmutter, Tochter)

leben ständig zusammen (bilden die Kernfamilie)

behindertes Kind

∞
verheiratet

|
geschieden

In den Skizzen lassen sich folgende Familienkonstellationen unterscheiden (Abb. 4):

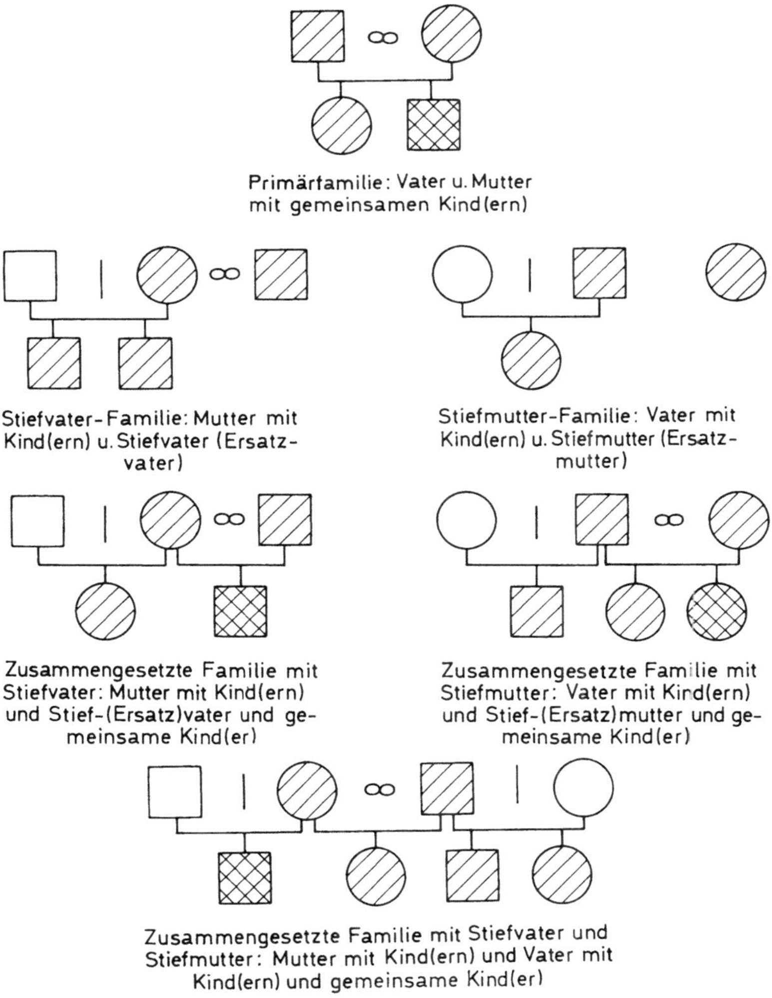

Abb. 4. Familienskizzen zur Unterscheidung verschiedener Familienkonstellationen

Die Familienskizze ist beliebig erweiterbar, z. B. auf die Großelterngeneration, auf die vorherige oder neue Familie eines geschiedenen Elternteils usw. Innerhalb der vorliegenden Studie wurden Kinder aus früheren Ehen oder Beziehungen der derzeitigen Haupterzieher, die *nicht* in der jetzigen Kernfamilie lebten, vernachlässigt.

C. Beschreibung der Stichprobe

1. Zusammensetzung von Untersuchungs- und Vergleichsgruppe

Rund 360 Elternbriefe wurden in den S-Schulen Wiens und in einigen S-Klassen Niederösterreichs verteilt. Die Rücklaufquote betrug 35% (125 Familien). Davon fielen allerdings 60 Familien aus, weil sie die Eintrittskriterien nicht erfüllten, die Befragung (der ganzen Familie) ablehnten oder unvollständige Angaben machten. Die Gründe waren in absteigender Häufigkeit: Mutter Alleinerzieherin; Teilnahme (der vollständigen Familie) abgelehnt; beide Eltern Ausländer; unvollständige Angaben.

Die den S-Schulen nächstgelegenen Regelschulen (Volksschulen) nahmen rund 660 Elternbriefe auf. 177 Familien (27%) meldeten sich. Ein hoher Anteil an Ausländerfamilien (ca. 20%) wurde davon ausgeschieden, ebenso die Familien der ersten und zweiten Klassen einer Volksschule, um eine der Untersuchungsgruppe besser entsprechende Altersverteilung der Kinder zu gewährleisten. Die weiteren Gründe des Ausscheidens decken sich mit denen der Untersuchungsgruppe, auch im Hinblick auf deren absteigende Häufigkeit.

Die Gesamtstichprobe besteht aus insgesamt 151 Familien. 75 bilden die Untersuchungsgruppe, 76 die Vergleichsgruppe. Insgesamt wurden 346 Einzelpersonen befragt, 176 aus Familien mit geistig behinderten Kindern, 170 aus Vergleichsfamilien. Die befragten Personen setzen sich aus der Gruppe der Väter (n = 151), der der Mütter (n = 151) und derjenigen der 12 und mehr Jahre alten nicht behinderten Kinder (n = 44) zusammen. Ein Übersicht gibt Tabelle 1.

Tabelle 1. Zusammensetzung der Gesamtstichprobe

	Familien		Personen		Väter		Mütter		Kinder	
	n	%	n	%	n	%	n	%	n	%
Untersuchungsgruppe (UG)	75	49,7	176	50,9	75	49,7	75	49,7	26	59,1
Vergleichsgruppe (KG)	76	50,3	170	49,1	76	50,3	76	50,3	18	40,9
Gesamt	151		346		151		151		44	

2. Familienkonstellationen

Der weitaus größte, in beiden Gruppen nahezu identische Prozentsatz an Familien wird von Primärfamilien gebildet (je 91%). Die restlichen je 9% der Familien verteilen sich in beiden Gruppen annähernd gleichmäßig auf die Konstellationen „Stiefvater-Familie" und „Zusammengesetzte Familie mit Stiefvater". Nur 2 Familien (eine aus der UG, eine aus der KG) sind „Zusammengesetzte Familien mit Stiefmüttern", eine davon (UG) mit Stiefmutter *und* Stiefvater („deine, meine, unsere" Kinder).

Der für die Gesamtpopulation nicht repräsentativ hohe Anteil an Primärfamilien kommt einerseits durch das Eintrittskriterium „Vollständigkeit der Familie" zustande (alle Alleinerzieher fallen dadurch weg), andererseits wahrscheinlich durch eine gewisse Selbstselektion der Familien, die allerdings in beiden Gruppen mit etwa gleicher Stärke und Tendenz wirksam geworden ist.

3. Soziale Schicht

Die soziale Schichtzugehörigkeit der Familien wurde nach dem Modell von Kleining und Moore (1968) festgestellt. Es zieht den Beruf des Vaters (jetzige Tätigkeit) zur Einteilung und Abgrenzung von 5 sozialen Schichten heran. Beispiele sind:

1. Obere Schichten: Arzt, Architekt, AHS-Lehrer, Kaufmännischer Direktor, Höherer Beamter (mit Hochschulabschluß).

2. Mittlere Mittelschicht: Geschäftsführer, Fachlehrer, Ingenieur, Großhändler, Abteilungsleiter.

3. Untere Mittelschicht: Bankangestellter, technischer oder kaufmännischer Angestellter, Küchenchef, Bäckermeister, Finanzbeamter.

4. Obere Unterschicht: Schlossergeselle, Hauswart, Monteur, Postbeamter.

5. Untere Schichten: Hilfsarbeiter, Landarbeiter, Gärtnergehilfe.

Tabelle 2 zeigt die Ergebnisse der Zuordnungen nach dem Modell von Kleining und Moore.

Tabelle 2. Soziale Schichtzugehörigkeit nach Beruf des Vaters

	Obere Schichten		Mittlere Mittelschicht		Untere Mittelschicht		Obere Unterschicht		Untere Schichten	
	n	%	n	%	n	%	n	%	n	%
UG	1	1,3	12	16,0	29	38,7	29	38,7	4	5,3
KG	4	5,3	9	11,8	40	52,6	20	26,3	3	3,9

Die Zahlen bestätigen die Berichte aus der Literatur, wonach Familien mit geistig behinderten Kindern aus allen sozialen Schichten stammen. Die Untersuchungsgruppe zeigt (nicht so eindeutig wie in der Literatur berichtet) ein leichtes Überwiegen bei den unteren Schichten, dagegen eine schwächere Besetzung bei den oberen Schichten. Der Mittelschichtanteil ist (bei zusammenfassender Betrachtung der mittleren und unteren Mittelschicht) in beiden Gruppen etwa gleich.

4. Erlernte Berufe von Vätern und Müttern

Bei den erlernten Berufen wurde zwischen 1. akademischen Berufen, 2. Berufen nach Matura, 3. Berufen nach Lehre und 4. keinen (erlernten Berufen) unterschieden.

Annähernd gleiche Prozentsätze von Vätern und Müttern beider Gruppen (8—9% der Väter, 5—7% der Mütter) haben akademische Berufe erlernt. Dagegen zeigt sich bei den Berufen nach Matura, speziell bei den Müttern, ein deutliches Überwiegen in der Vergleichsgruppe (26% der Mütter der KG, 5% Mütter der UG). Mehr Väter und besonders Mütter mit geistig behinderten Kindern haben auf der anderen Seite *keinen* Beruf erlernt (17% Mütter der UG, 9% Mütter der KG). Es ist somit anzunehmen, daß der Bildungsstand in der vorliegenden Stichprobe, besonders bei Müttern geistig behinderter Kinder im Durchschnitt geringer ist als bei Müttern der Vergleichsgruppe.

5. Berufstätigkeit der Mütter

Mütter aus Familien mit geistig behinderten Kindern sind zu etwa einem Drittel (35%) berufstätig, zu etwa zwei Drittel Hausfrauen (65%). Bei der Vergleichsgruppe ist das Verhältnis dagegen etwa 1 : 1 (54% berufstätig, 46% Hausfrauen). Während also gut jede zweite Mutter aus einer sogenannten Normalfamilie einer außerhäuslichen Berufstätigkeit nachgeht, ist es bei Familien mit geistig behinderten Kindern nur etwa jede dritte.

Daß die stärkere Berufstätigkeit der Mütter aus sogenannten Normalfamilien nicht mit ihrem höheren Ausbildungsstand zusammenhängt, zeigt eine abhängige Betrachtung der erlernten Berufe und der jetzigen Tätigkeit der Mütter beider Gruppen. Dabei wird festgestellt, aus welcher Kategorie des erlernten Berufes (siehe oben) Mütter stammen, die jetzt Hausfrauen sind.

Ziemlich genau die Hälfte der Mütter je Gruppe sind oder bleiben berufstätig, selbst wenn sie *keinen* Beruf erlernt haben. Die stärkste „Abwanderung" aus dem Beruf ergibt sich (wieder für beide Gruppen annähernd gleich) hingegen bei Müttern, die akademische Berufe erlernt haben; von ihnen üben nur 20—25%

ihren erlernten Beruf aus, die anderen sind im Haushalt tätig. Höhere Schulbildung bzw. fehlende Berufsausbildung ist also keineswegs ausschlaggebend dafür, ob eine Mutter berufstätig ist oder nicht.

Auch die Anzahl der Kinder gibt, zumindest in der Untersuchungsgruppe, keinen Ausschlag. In sogenannten Normalfamilien haben die nicht berufstätigen Mütter im Durchschnitt immerhin etwas mehr Kinder als die berufstätigen (2.1 : 1.7 Kinder), woraus möglicherwiese die Notwendigkeit oder der Wunsch erwächst, „zu Hause" zu bleiben. Bei Familien mit geistig behinderten Kindern ist die Anzahl der Kinder bei berufstätigen Müttern gegenüber Hausfrauen dagegen fast ident (2.1 : 2.0 Kinder).

Bei einer Auftrennung nach sozialen Schichten (Beruf des Vaters) ergibt sich das interessante Phänomen, daß bei sogenannten Normalfamilien Mütter aus Mittelschichten *eher* berufstätig sind als „zu Hause". Bei Müttern geistig behinderter Kinder ist es genau umgekehrt: Hier sind Mütter der Mittelschichten *eher* im Haushalt als berufstätig, und zwar in einem Verhältnis vom 3 : 1. Bei den Unterschichten ist etwa die Hälfte der Mütter aus Normalfamilien berufstätig, die Hälfte nicht. Bei „Unterschichtmüttern" mit geistig behinderten Kindern arbeiten hingegen deutlich mehr außer Haus.

Eine mögliche Interpretation dazu ist, daß Mütter, die „es sich leisten können" (Mittelschicht), eher zu Hause bleiben, wenn sie ein behindertes Kind haben; Mütter der Unterschicht aber ungeachtet der Tatsache der geistigen Behinderung ihres Kindes sogar vermehrt arbeiten, möglicherweise um einen finanziellen Mehraufwand zu decken.

6. Alter der Eltern

Das mittlere Lebensalter der Väter geistig behinderter Kinder liegt in der vorliegenden Stichprobe bei 41.5 Jahren, das der Mütter bei 38 Jahren. Es liegt damit um rund 2 Jahre höher als das durchschnittliche Alter von Vätern und Müttern der Vergleichsgruppe (Väter: 39 Jahre, Mütter: 35.5 Jahre). Die durchschnittliche Altersdifferenz zwischen Vater und Mutter ist mit rund 5 Jahren in beiden Gruppen annähernd gleich.

Bemerkenswert ist die jeweils größere Streuung im Lebensalter der Väter und Mütter geistig behinderter Kinder. Das bedeutet, daß unter den Vätern und Müttern dieser Gruppe mehr relativ junge und mehr relativ alte Eltern zu finden sind als in der Vergleichsgruppe.

7. Anzahl der Kinder

Tabelle 3 gibt Auskunft über die Anzahl der Kinder in Untersuchungs- und Vergleichsgruppe.

Tabelle 3. Anzahl der Kinder

	Gesamtanzahl der Kinder			Anzahl der Kinder in der Familie		
	n	$\bar{x}$	s	n	$\bar{x}$	s
UG (75 Familien)	160	2,13	1,06	152	2,03	1,05
KG (76 Familien)	150	1,97	0,67	147	1,93	0,68

Beide Gruppen haben im Durchschnitt etwa 2 Kinder, die Untersuchungsgruppe etwas mehr. Auffällig ist die wesentlich größere Streuung der Kinderzahlen in der Untersuchungsgruppe. Wir finden also unter Familien mit geistig behinderten Kindern mehr sehr kleine Familien (Einzelkind-Familien) und mehr sehr große Familien (4 bis 6 Kinder). Mehr als dreimal so viele Familien der Untersuchungsgruppe haben 4 bis 6 Kinder, auf der anderen Seite haben ein Drittel mehr Einzelkinder.

8. Alter und Geschlecht der Kinder

Das Verhältnis Buben zu Mädchen ist in beiden Gruppen annähernd gleich, nämlich 55 bzw. 56% Buben zu 45 bzw 44% Mädchen. Es sind also in beiden Gruppen geringfügig mehr Buben vorhanden.

Das durchschnittliche Alter der Kinder liegt in der Untersuchungsgruppe mit 10.6 Jahren um genau 2 Jahre höher als in der

Vergleichsgruppe mit 8.6 Jahren. Wieder ist eine beträchtlich höhere Streuung beim Kinder-Alter in Familien mit geistig behinderten Kindern zu verzeichnen. Es gibt hier einerseits mehr Kleinkinder, andererseits wesentlich mehr adoleszente oder bereits erwachsene Kinder. Der durchschnittliche Unterschied im Alter der Kinder entspricht der zweijährigen Differenz im Alter der Eltern; die größere Streuung im Alter der Kinder ist zum Teil durch die größere Streuung im Alter der Eltern erklärbar. Sie könnte aber auch damit zusammenhängen, daß die Phase der Betreuung und Erziehung heranwachsender Kinder in Familien mit geistig behinderten Kindern verlängert und problematisch abgegrenzt ist bzw. Ablösung schwer oder gar nicht erreichbar scheint. Mit anderen Worten: Familien mit geistig behinderten Kindern sind sehr lange in der Phase der „Kinderaufzucht" und bringen in dieser offenbar eher noch weitere Kinder zur Welt.

9. Beschreibung der Gruppe der behinderten Kinder

In den 75 Familien der Untersuchungsgruppe leben insgesamt 76 schwer geistig behinderte Kinder. (Eine Familie hat 2 behinderte Kinder.) Sie alle besuchten zum Zeitpunkt der Befragung die S-Schule.

Knapp ein Drittel der behinderten Kinder sind Einzelkinder. Ein weiteres Drittel hat ein Geschwister, wobei sich die Geschwisterpositionen des behinderten Kindes etwa gleichmäßig auf die erste und zweite Position verteilen. Das letzte Drittel der behinderten Kinder hat 2 und mehr Geschwister. Hier nimmt das behinderte Kind unverhältnismäßig oft die Position des mittleren Kindes ein, die des ältesten am seltensten.

Von den behinderten Kindern sind 57% Buben und 43% Mädchen. Dies entspricht fast genau der Geschlechtsverteilung der Vergleichsgruppe. Der bei Untersuchungen über „Problemkinder" oft berichtete starke Überhang des männlichen Geschlechts ist hier also nicht anzutreffen.

Als Ursache der geistigen Behinderung geben knapp die Hälfte der danach befragten Eltern chromosomale Aberrationen an. Dabei macht die Trisomie 21 (Mongolismus, Down-Syndrom) weitaus die größte Gruppe aus. Bei einem weiteren Drittel der Kinder liegt (fast immer) seit Geburt ein Zerebralschaden vor. Ca. 11% der Kinder laufen unter der Diagnose „Autismus“, die im 2. bis 5. Lebensjahr gestellt worden war. Knapp 10% der Eltern ist die Ursache der geistigen Behinderung ihres Kindes unbekannt (14 Elternpaare wurden dazu nicht befragt).

10. Befragte Kinder

Insgesamt wurden 44 nicht behinderte Kinder und Jugendliche (12 und mehr Jahre alt), die ständig in der Familie lebten, befragt. Es waren dies 28 Geschwister geistig behinderter Kinder und 18 Kinder und Jugendliche aus Vergleichsfamilien.

Das durchschnittliche Alter der befragten Kinder lag in der Untersuchungsgruppe bei rund 16 Jahren, in der Vergleichsgruppe bei rund 14 Jahren. Die Geschlechtsverteilung war in der Vergleichsgruppe 1 : 1, in der Untersuchungsgruppe 2 : 1 zugunsten der Buben. Mehr Jugendliche aus Familien mit geistig behinderten Kindern standen im Vergleich zur Kontrollgruppe im Beruf (meist Lehrberufe) oder in Berufsausbildung, weniger besuchten höhere Schulen.

D. Datenaufbereitung, Auswertungsplanung

Die in den Antwortblättern der Familien-Fragebögen, den Familienskizzen und den Zusatzfragen erfaßten Daten wurden über Computer-Terminal eingegeben und auf der Rechenanlage des Instituts für Medizinische Computerwissenschaften der Universität Wien gespeichert. Dabei wurden die Familien nicht über ihre Namen, sondern über eindeutig zuordenbare Buchstaben- und Ziffercodes erfaßt. Zusammengehörige Familienmitglieder, Gruppenzugehörigkeiten und anderes waren so für spätere Auswertungsschritte eindeutig identifizierbar.

Für die Datenaufbereitung und die statistische Auswertung stand ein Informatiker zur Verfügung. Die Daten wurden in einem

Format gespeichert, das die spätere Auswertung mittels SAS-Programmen leicht durchführbar machte. Pro Person lag eine Datenmenge von ca. 200 zu speichernden Einzelzeichen vor (bei mehr als 2 befragten Personen einer Familie 250 und mehr). Das ergab eine Gesamtdatenmenge von rund 70 000 Einzeldaten.

Vor der eigentlichen Auswertung wurden die Daten mittels Computerprogrammen auf Plausibilität geprüft und stichprobenartig händisch kontrolliert.

Die Auswertungsplanung ging primär von der Gegenüberstellung der beiden Gruppen (Untersuchungsgruppe vs. Vergleichsgruppe) im Sinne der Prüfung von Null-Hypothesen aus. Diese wurden dann verworfen, wenn die Irrtumswahrscheinlichkeit kleiner als 5% war. Das Ergebnis wurde dann als überzufällig (statistisch signifikant) bezeichnet. Auch die Angaben der einzelnen Personengruppen (Väter, Mütter, nicht behinderte Kinder über 12 Jahre) wurden mittels inferenzstatistischer Verfahren auf Unterschiedlichkeit geprüft.

Für die Auswertung der normierten Skores (T-Werte) wurden parametrische Verfahren herangezogen (t-Tests für unabhängige Stichproben, Varianzanalysen), für diejenige von Häufigkeiten in bestimmten Kategorien bzw. für Rohwerte nicht parametrische Verfahren (Chi-Quadrat-Tests, Kontingenz-Koeffizienten, Spearman-Rangkorrelationen). Die Informationen aus den Familienskizzen und den Zusatzfragen wurden deskriptiv verwertet.

IV. Ergebnisse der eigenen Untersuchung

A. Auswertung und Ergebnisse des FACES III

1. Lokalisation der Familien(mitglieder) in Olsons Circumplex Model

a) Real-Bild (Ist-Zustand)

Für den Vergleich zwischen Familien mit geistig behinderten Kindern (UG) und Familien mit nicht behinderten Kindern (KG) werden die Familienmitglieder, Paare und Gesamtfamilien zunächst den *Kategorien „balanciert", „mittel"* und *„extrem"* zugeordnet[6]. Die absoluten Häufigkeiten je Kategorie und Gruppe werden mittels Chi-Quadrat-Tests auf statistische Signifikanz überprüft ($\alpha = 5\%$). (Tabelle 4).

Tabelle 4. Kategorien (balanciert, mittel, extrem) für Familien der UG und KG im Real-Bild, Chi-Quadrat-Test

		balanciert	mittel	extrem	
UG	real	36	31	8	75
	exp.	32,3	31,8	10,9	
	%	48,0	41,3	10,7	
KG	real	29	33	14	76
	exp.	32,7	32,2	11,1	
	%	38,2	43,4	18,4	
		65	64	22	151
	%	43,0	42,4	14,6	

Chi-Quadrat = 2,446, df = 2, p = 0,294, nicht signifikant.

[6] Die Bewertung der Rohscores erfolgte nach Olsons Normtabellen, und zwar getrennt für Familien mit nicht behinderten Adoleszenten und Familien ohne solche (Olson et al., 1985).

Die aus Olsons Modell abzuleitende Annahme, daß sich mehr Familien (Personen und Paare) der Untersuchungsgruppe in der Kategorie „extrem" finden würden, dagegen weniger im „balancierten" Bereich erweist sich als nicht zutreffend. Tabelle 4 zeigt, daß sich die Zuordnungen zu den drei Kategorien zwischen beiden Gruppen annähernd gleichmäßig verteilen (die beobachteten Häufigkeiten von den erwarteten nicht signifikant abweichen). Eher zeigt sich sogar ein Trend in die umgekehrte Richtung: Etwas mehr Familien der UG liegen in der Kategorie „balanciert", etwas weniger im extremen Bereich.

Um dieses Ergebnis differenzierter betrachten und interpretieren zu können, wird die der Annahme der Kurvilinearität entstammende Kategorienbildung verlassen und zu der Unterscheidung in *16 verschiedene Zellen (Familientypen)* zurückgekehrt[7]. Abb. 5 veranschaulicht die Verteilung auf die 16 Zellen innerhalb der Untersuchungs- und der Vergleichsgruppe.

Der Vergleich der Häufigkeiten zwischen den Gruppen zeigt hier einen statistisch gesicherten Unterschied an; die Häufigkeitsverteilungen sind also überzufällig verschieden. Innerhalb der Gruppe sogenannter Normalfamilien steigen die Besetzungen in Richtung extrem hoher Kohäsions- und Adaptabilitätswerte ziemlich gleichmäßig an und errreichen einen Gipfel im Extrem des „chaotisch-verstrickten" Familientyps. Bei den Familien mit geistig behinderten Kindern ist wohl ein ähnlicher Trend vorhanden, doch verteilen sich die Häufigkeiten hier wesentlich gleichmäßiger auf die 16 Zellen, so daß insbesondere die drei anderen Extreme und deren benachbarte Felder stärker besetzt (statistisch überrepräsentiert) sind. (Diese sind in der Abbildung durch Schraffierung hervorgehoben.)

Dies läßt sich durch einen weiteren Auswertungsschritt verdeutlichen, der von Olson et al. (1985) empfohlen wird, nämlich die

---

[7] Da die 16 Zellen bei der Verteilung der Paare und Familien zu schwach besetzt sind und daher statistische Signifikanztests nicht zulassen, wird im Folgenden nur auf die Verteilung der einzelnen Familienmitglieder Bezug genommen. Trendmäßig ergeben sich dieselben Effekte bei Paaren und Familien.

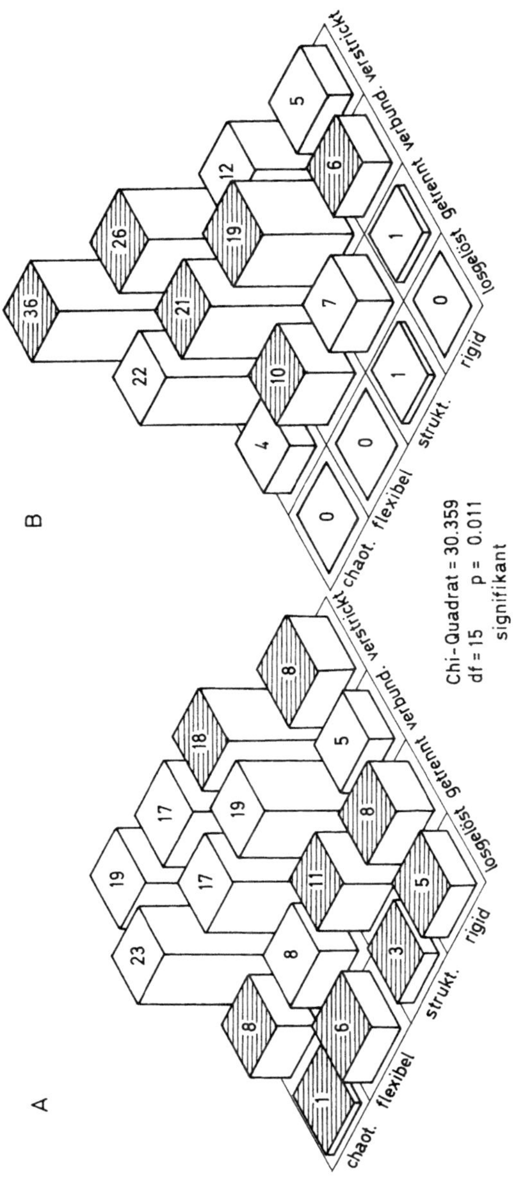

Abb. 5. 16 Familientypen aus FACES III im Real-Bild. *A* Untersuchungsgruppe, *B* Kontrollgruppe

Gegenüberstellung von *4 Quadranten*, die jeweils eines der Extreme und deren benachbarte Felder (ohne die Kategorie „balanciert") beinhalten (Tabelle 5).

Tabelle 5. 4 Quadranten (ohne Kategorie „balanciert") im Real-Bild. Chi-Quadrat-Test

	UG			KG			
	I	II		I	II		
real	15	59	74	4	84	88	—Adaptabilität→
exp.	9,8	73,9		9,2	69,1		
%	12,4	48,8		3,5	74,3		
real	16	31	47	2	23	25	
exp.	9,3	27,9		8,7	26,1		
%	13,2	25,6		1,8	20,4		
	III	IV		III	IV		
	31	90	121	6	107	113	
	—Kohäsion→			—Kohäsion→			

Chi-Quadrat = 22,566, df = 3, p = 0,000, signifikant.

Tabelle 5 zeigt, daß die Familienmitglieder der Vergleichsgruppe im II. Quadranten (rechts oben) — hohe Kohäsion und hohe Adaptabilität — deutlich überrepräsentiert sind, während Mitglieder aus Familien mit geistig behinderten Kindern verglichen mit den erwarteten Häufigkeiten verstärkt die drei anderen Extreme und die benachbarten Typen besetzen. Die Abweichungen der Verteilungen in den 4 Quadranten sind statistisch gesichert.

Das Ergebnis bedeutet zunächst, daß die von Olson et al. angenommene Kurvilinearität der Dimensionen in der hier vorliegenden Stichprobe sogenannter Normalfamilien nicht replizierbar ist. Die Verteilung innerhalb dieser Gruppe legt vielmehr eine lineare Beziehung zwischen Funktionalität und Ausprägungsgrad der Dimensionen nahe. In ansteigender Häufigkeit schätzen die Mitglieder sogenannter Normalfamilien ihre Familie im Sinne eines sehr hohen Zusammenhalts und einer sehr großen Flexibilität (Anpassungsfähigkeit) ein.

Legt man für den Vergleich zwischen Untersuchungs- und Kontrollgruppe nun diese lineare Beziehung zugrunde und betrachtet jede der Dimensionen für sich, so liegen in der Untersuchungsgruppe signifikant geringere Werte an Kohäsion und Adaptabilität vor. Die relativ stärkere Besetzung von Familien mit behinderten Kindern in den Quadranten I, III und IV repräsentiert diese Erniedrigungen bzw. Kombinationen daraus. In den Quadranten I und IV ist jeweils *eine* der beiden Dimensionen erniedrigt; hier weicht die tatsächliche Besetzung der Felder durch Mitglieder der Untersuchungsgruppe nur *mäßig* von der erwarteten ab (siehe Tabelle 5). Die stärkste Überrepräsentation findet sich im III. Quadranten (links unten), der die gleichzeitige Erniedrigung *beider* Dimensionen bedeutet. Hier liegen fast doppelt so viele Familienmitglieder aus Familien mit geistig behinderten Kindern als bei Gleichverteilung statistisch erwartet.

b) Wunschvorstellung (Ideal-Bild)

Bei der Wunschvorstellung wird danach gefragt, wie sich die Familienmitglieder ihre Familie idealerweise wünschen würden. Auch hier erfolgt die Zuordnung und gruppenweise Gegenüberstellung der drei Kategorien, der 16 Zellen und der 4 Quadranten:

Bei der *Kategorienbildung* zeigt sich zunächst, daß die Häufigkeiten beider Gruppen in der Kategorie „extrem" größer werden, in den beiden anderen, „mittel" und „balanciert", dagegen abnehmen. Der Zuwachs im Extrem ist bei Familien mit geistig behinderten Kindern besonders stark. Gemäßigte Ausprägungen an Kohäsion und Adaptabilität entsprechen also — zumindest bei uns — nicht dem Ideal-Bild einer Familie. (Die Gruppenunterschiede aus der Kategorienbildung sind, wie im Real-Bild, nicht signifikant).

Die Darstellung der *16 verschiedenen Typen* (Abb. 6) zeigt, in welches der 4 Extreme die meisten Familienmitglieder ihre Familie lokalisieren möchten, nämlich in das der sogenannten „chaotisch-verstrickten" Familie.

Dieser Familientyp mit extrem hoher Kohäsion und extrem hoher Adaptabilität wird von der überwiegenden Zahl der Mitglie-

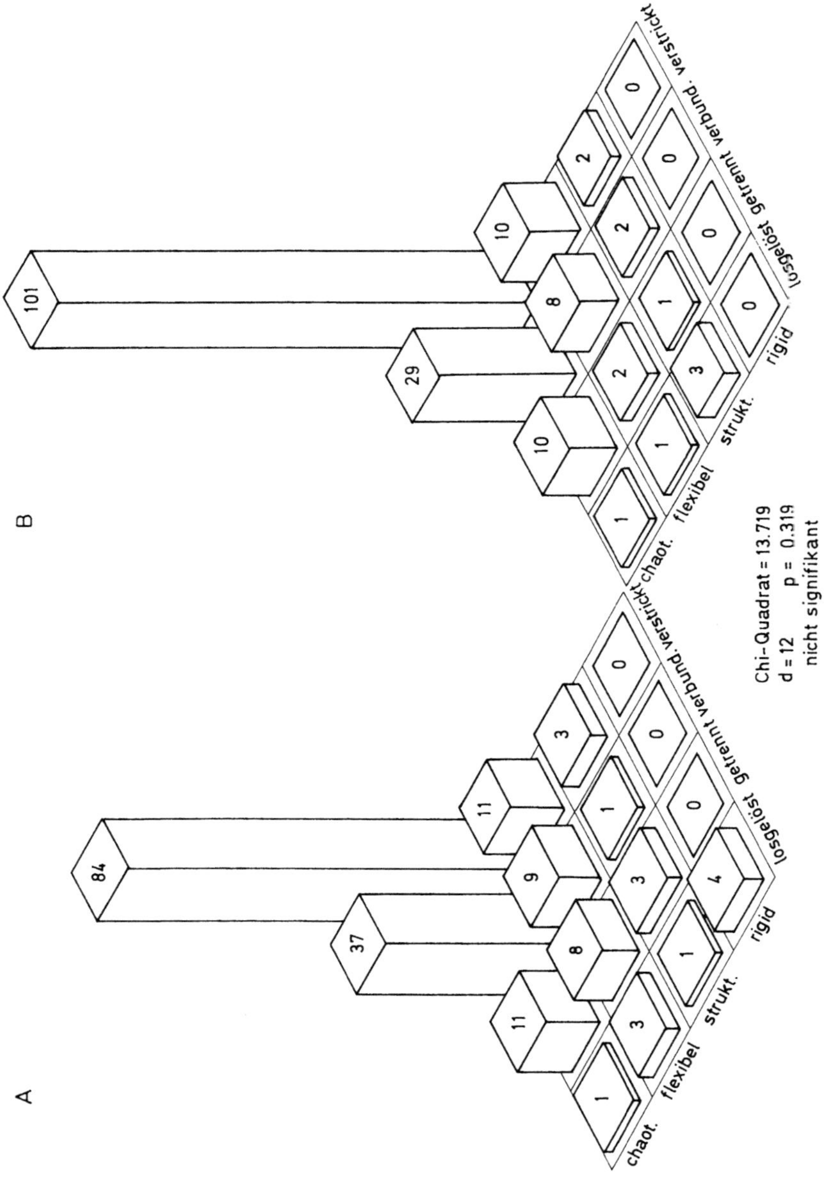

Abb. 6. 16 Familientypen aus FACES III im Wunsch-Bild. *A* Untersuchungsgruppe, *B* Kontrollgruppe

der beider Gruppen als Idealtyp angesehen. Hier, nämlich im Wunsch-Bild, weichen die Verteilungen beider Gruppen *nicht* (mehr) signifikant voneinander ab. Auch die Zuordnungen zu den *4 Quadranten* weisen keine überzufälligen Unterschiede mehr auf. Familienmitglieder beider Gruppen zeigen also annähernd gleiche Idealvorstellungen der Familie.

Der signifikante Unterschied im Real-Bild zwischen den beiden Gruppen wiegt dadurch noch schwerer. Denn während der Idealtyp bei der Vergleichsgruppe zu ca. $^{1}/_{5}$ bereits real verwirklicht ist, ist er dies bei der Untersuchungsgruppe nur zu ca. $^{1}/_{10}$. Weit mehr Mitglieder aus Familien mit geistig behinderten Kindern sind also in ihrer Einschätzung der realen Situation von der Idealvorstellung entfernt. Sie wünschen sich einen enormen Zuwachs an Kohäsion und Adaptabilität.

2. Diskrepanzen der Einschätzungen zwischen den Familienmitgliedern

Bisher wurden nur Skores einzelner Familienmitglieder bzw. Paar- und Familien-Mean-Scores betrachtet. Einen wichtigen Hinweis zur Beschreibung einer Familie geben aber auch Paar- und Familien-Diskrepanzmaße, die den Grad der Übereinstimmung in den Urteilen eines Paares oder einer Familie angeben. Je höher die Diskrepanzen zwischen Mann und Frau oder zwischen allen befragten Familienmitgliedern, um so unterschiedlicher sehen bzw. wünschen sie sich ihre Familie. Dies hat nicht weniger Einfluß auf die Funktionalität einer Familie als ihre Lokalisation auf den beiden Dimensionen.

Die Diskrepanzmaße für Familien und Paare werden nach den Vorschlägen von Olson et al. (1985) in Form der Streuung (Standardabweichung) der Urteile um den Paar- bzw. Familienmittelwert berechnet und gruppenweise mittels t-Tests verglichen (Tabelle 6).

Tabelle 6 zeigt, daß der reale Zusammenhalt (Ist-Kohäsion) in Paaren und Familien mit geistig behinderten Kindern signifikant unterschiedlicher eingeschätzt wird, als in solchen der Vergleichs-

Tabelle 6. Diskrepanzen der Einschätzungen von Paaren und Familien im FACES III

			UG	KG	t-Wert	df	p
Ist-Kohäsion	**Paare**	s	4,44	3,08	2,136	109	0,035*
	Familien	s	4,69	3,20	2,360	110	0,020*
Ist-Adaptabilität	**Paare**	s	5,43	4,96	0,792	149	0,430
	Familien	s	5,32	5,04	0,518	149	0,610
Wunsch-Kohäsion	**Paare**	s	4,44	3,76	0,823	149	0,412
	Familien	s	4,68	3,98	0,855	137	0,394
Wunsch-Adaptabilität	**Paare**	s	5,69	5,75	0,079	136	0,937
	Familien	s	5,79	5,64	0,215	137	0,830

* signifikant.

gruppe. (Ein gleicher Trend ergibt sich für die Ist-Adaptabilität.) Die signifikanten Gruppenunterschiede verschwinden im Ideal-Bild[8].

Väter, Mütter und Geschwister geistig behinderter Kinder sind also in ihren Einschätzungen des realen Zusammenhalts der eigenen Familie sehr uneinig, jedenfalls uneiniger als die Vergleichsgruppe sogenannter Normalfamilien. Während ein Teil der Familien behinderter Kinder beispielsweise den Zusammenhalt für relativ hoch bzw. ausreichend ansieht, weicht die Meinung eines anderen Teils der Familie davon empfindlich ab.

Diskrepanzen in der Wahrnehmung der eigenen Familie sind ein subtiler Indikator für schwelende Mißverständnisse und keimende oder chronische Unzufriedenheit innerhalb der Familie; dies besonders dann, wenn die Wunschvorstellung relativ stark von der Einschätzung der realen Situation abweicht. Denn etwas in Richtung Wunschvorstellung gemeinsam zu verändern, setzt Übereinstimmung in der Sicht der Realität voraus. Ist sie ungenügend vorhanden, so wird Dysfunktionalität begünstigt. Dies gilt besonders dann, wenn es sich um einen so zentralen Bereich wie die Familien-Kohäsion handelt, der mit hoher individueller und sozialer Erwünschtheit verbunden ist.

B. Auswertung und Ergebnisse des FAM III

Die Darstellung der Ergebnisse des FAM III ist aufgrund der Dreiteilung des Inventars und der Berücksichtigung der verschiedenen Maßzahlen (Auswertungsschritte) komplex. Grundfrage bleibt, ob sich Familien mit geistig behinderten Kindern (UG) in ihren Einschätzungen aus den drei Perspektiven (Gesamtfamilie, Selbstbeurteilung, Zweierbeziehungen) von Familien mit nicht behinderten Kindern (KG) signifikant unterscheiden.

---

[8] In bezug auf die Wunschvorstellung werden die Diskrepanzen innerhalb der Untersuchungsgruppe nicht kleiner, sondern die der Vergleichsgruppe größer, so daß sich kein signifikanter Gruppenunterschied mehr ergibt.

1. Gesamt-Skalen je Untersuchungsbogen

Die Gegenüberstellung der Gesamt-Skalen je Untersuchungsbogen gibt zunächst einen Überblick darüber, ob sich die beiden Gruppen in ihren mittleren Einschätzungen aus den drei genannten Perspektiven signifikant unterscheiden (Tabelle 7, S. 70).

Tabelle 7 zeigt, daß die Familie als Ganze von Mitgliedern der Untersuchungsgruppe signifikant schlechter eingeschätzt wird. Ebenso beurteilen Personen aus Familien mit geistig behinderten Kindern ihre eigene Funktion innerhalb der Familie überzufällig ungünstiger. Auch die Zweierbeziehungen werden insgesamt signifikant schlechter eingeschätzt, wenn ein behindertes Kind zu den Familienangehörigen zählt. Diese erste Gegenüberstellung gibt einen groben, aber sehr deutlichen Hinweis auf das Vorliegen vermehrter Schwierigkeiten in Familien mit geistig behinderten Kindern. Sie ist in der Folge nach Personengruppen und Subskalen zu differenzieren.

2. Profile der Untersuchungsbögen

Die Ergebnisse der Gesamt-Skalen werden auf Profil-Auswertungen je Bogen erweitert, die T-Werte der Sub-Skalen gruppenweise gegenübergestellt und mittels t-Tests verglichen (Abb. 7, S. 71).

Abb. 7 zeigt die durchschnittlichen Profile von Untersuchungs- und Vergleichsgruppe je Bogen. Signifikant unterschiedliche T-Werte (Skalen) sind speziell gekennzeichnet und hervorgehoben.

Fast alle Skalen-Werte beider Gruppen bewegen sich im Bereich von T-Werten zwischen 40 und 50. Sie liegen damit in einem moderaten Bereich zwischen familiärer Stärke und Schwäche, sogar näher der Familienstärke. Dabei ist zu berücksichtigen, daß beide Gruppen sehr hohe (allerdings nicht signifikant unterschiedliche) T-Werte auf den Kontrollskalen „Soziale Erwünschtheit" und „Abwehr" aufweisen. Dadurch werden die Ergebnisse der übrigen Skalen in Richtung positiver Resultate verfälscht[9].

Signifikante Gruppenunterschiede sind aus allen drei Perspektiven auf den Skalen „*Affektiver Austausch*" und „*Affektive Beziehungsaufnahme*" zu verzeichnen. Erstere bezieht sich auf Art und

Ausmaß der gefühlsbezogenen Kommunikation, die durch ausreichenden oder unzulänglichen Ausdruck von Gefühlen gekennzeichnet und mit angemessener oder unangemessener Intensität erfolgen kann. Bei der Affektiven Beziehungsaufnahme geht es um ausreichende oder vernachlässigte Empathie in der Familie, gegenseitige Fürsorge, Interesse der Familienmitglieder füreinander, das im Fall von „Schwächen" narzistisch oder symbiotisch geprägt sein kann. Aus den beiden Skalen ergibt sich bei Familien mit geistig behinderten Kindern ein deutlicher Hinweis auf das Vorliegen von Problemen im affektiven Bereich, und zwar sowohl in der Familie als Ganzer, als auch bei der Funktion des Einzelnen sowie innerhalb von Zweierbeziehungen.

Die T-Werte der 5 anderen Skalen liegen in der Untersuchungsgruppe aus je zwei oder je einer Perspektive signifikant höher. Als problembehaftet sind als nächstes die Skalen „*Kommunikation*" und „*Kontrolle*" zu nennen. Die erste mißt das Ausmaß der direkten, klar verständlichen und für den Empfänger erreichbaren Kommunikation. Sie wird, was die Gesamtfamilie und die eigene Funktion betrifft, von Mitgliedern der Untersuchungsgruppe signifikant schlechter eingeschätzt. Bei der „Kontrolle" geht es darum, ob die Art der gegenseitigen Einflußnahme der Familienmitglieder für alle akzeptabel, vorhersagbar, flexibel sowie konstruktiv und lehrreich ist. Dies ist, was die Einschätzung der Familie als Ganzer und die von Zweierbeziehungen betrifft, in der Untersuchungsgruppe signifikant schlechter der Fall.

Aus einer der drei Perspektiven wird schließlich das „*Rollenverhalten*" (Selbsteinschätzung), die „*Werte und Normen*" (Gesamt-

---

[9] Familienmitglieder der Untersuchungsgruppe zeigen eine trendmäßig stärkere Abwehr von Problemen, während Mitglieder sogenannter Normalfamilien sogar noch etwas stärker sozial erwünscht antworten. Um auszuschließen, daß die Effekte lediglich auf die stärkere „Soziale Erwünschtheit" der Vergleichsgruppe zurückzuführen sind, wurden die Einschätzungen auf den 7 Skalen des Modells durch Berechnung von *Kovarianzanalysen* jeweils um den Anteil der Kontrollskalen bereinigt. Die referierten Signifikanzen ändern sich dadurch nicht, die Aussagen bleiben die gleichen. Im Folgenden wird daher nicht mehr auf diesen Zugang Bezug genommen.

Tabelle 7. Gesamt-Skalen (Mittlere T-Werte) der 3 Untersuchungsbögen des FAM III

		UG	KG	t-Wert	df	p
Familien-Einschätzung	$\bar{x}$	46,06	42,74	3,955	344	0,000*
	s	8,27	7,29			
Selbst-Beurteilung	$\bar{x}$	44,75	42,20	3,007	344	0,003*
	s	8,31	7,45			
Einschätzung von Zweierbeziehungen	$\bar{x}$	44,28	42,18	2,875	465	0,004*
	s	7,61	8,14			

* signifikant.

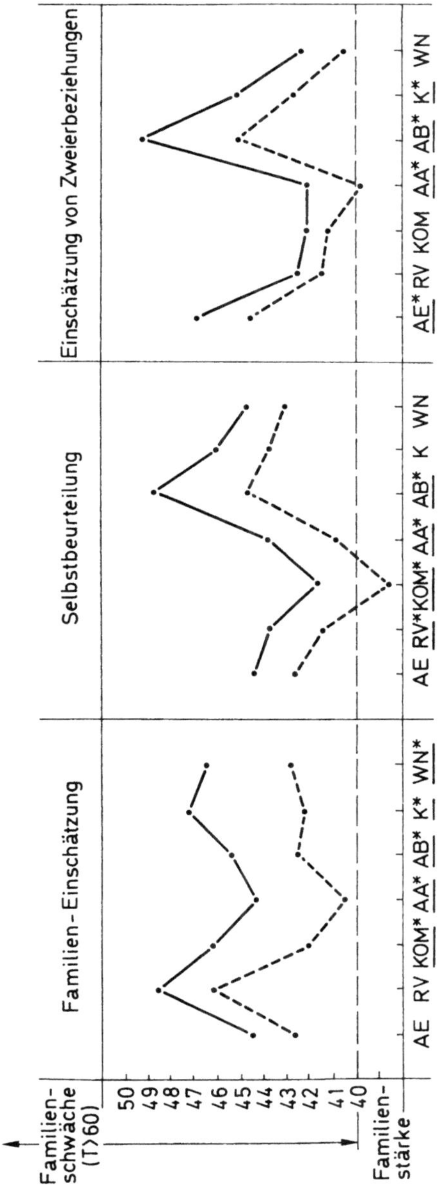

Abb. 7. Gruppen-Profile der 3 Untersuchungsbögen des FAM III. —·— Untersuchungsgruppe, – –·– – Kontrollgruppe, * signifikant

familie) und die „*Aufgabenerfüllung*" (Zweierbeziehungen) in der Gruppe der Familien mit behinderten Kindern signifikant schlechter eingeschätzt.

3. Anzahl „erhöhter" Skalen (T-Wert größer als 60) in Familien-, Einzel- und Paarprofilen

Aus der Höhe der T-Werte allein ist noch kein direkter Rückschluß auf das Vorliegen von Problembereichen, sogenannten „*Familienschwächen*" abzuleiten. Ein solcher ist erst dann berechtigt, wenn in der Untersuchungsgruppe signifikant mehr Skalen mit einem T-Wert größer als 60 („erhöhte" Skalen) vorliegen.

Aus den Einzelprofilen der Personen bzw. aus Paar- und Familienprofilen wird daher die Anzahl „erhöhter" Skalen ermittelt und den Kategorien 0, 1, 2 sowie 3 *und mehr* erhöhte Skalen zugeordnet. Die beobachteten Häufigkeiten in den Kategorien werden gruppenweise mittels Chi-Quadrat-Tests verglichen.

Dieser Auswertungsschritt erfolgt getrennt für die drei Untersuchungsbögen. Bei der Perspektive der Gesamtfamilie werden die Profile aller Familienmitglieder gemeinsam berücksichtigt und ein einziger „Familien-Score" (Anzahl erhöhter Skalen in der Familie, ohne Mehrfachnennungen ein und derselben Skala) gebildet. Bei der Perspektive der Selbstbeurteilung geht hingegen das Profil eines jeden Familienmitgliedes einzeln in die Auswertung ein. Die Einschätzung von Zweierbeziehungen erlaubt es schließlich, einen „Paar-Score" zu bilden, in dem die Profile von jeweils zwei Familienmitgliedern (mit Mehrfachnennungen) berücksichtigt werden (Tabelle 8).

Bei der Beurteilung ihrer Familie als Ganzer zeigen 43 Familien der Untersuchungsgruppe (57.3%), also mehr als die Hälfte, *mindestens eine erhöhte Skala* und damit mindestens einen Problembereich im Familienprofil an (gegenüber 21 Familien der Vergleichsgruppe, 27.6%). 14 Familien mit geistig behinderten Kindern (18.7%) weisen *3 und mehr verschiedene Skalen größer als 60* („Familienschwächen") auf, gegenüber 5 Familien (6.6%) der Vergleichsgruppe. Die Gruppenunterschiede sind statistisch gesichert.

Tabelle 8. Anzahl „erhöhter" Skalen (T größer als 60) je Untersuchungsbogen des FAM III

Gesamtfamilie

		0	1	2	3 und mehr	
	real	32	19	10	14	75
UG	exp.	43,2	13,9	8,4	9,4	
	%	42,7	25,3	13,3	18,7	
	real	55	9	7	5	76
KG	exp.	43,8	14,1	8,6	9,6	
	%	72,4	11,8	9,2	6,6	
		87	28	17	19	151
	%	57,6	18,5	11,3	12,6	

Chi-Quadrat = 14,438, df = 3, p = 0,002, signifikant.

Selbstbeurteilung

		0	1	2	3 und mehr	
	real	119	27	15	15	176
UG	exp.	132,8	22,4	12,7	8,1	
	%	67,6	15,4	8,5	8,5	
	real	142	17	10	1	170
KG	exp.	128,2	21,6	12,3	7,9	
	%	83,5	10,0	5,9	0,6	
		261	44	25	16	346
	%	75,5	12,7	7,2	4,6	

Chi-Quadrat = 17,451, df = 3, p = 0,001, signifikant.

Zweierbeziehungen

		0	1	2 und mehr	
	real	186	35	20	241
UG	exp.	190,4	31,0	19,6	
	%	77,2	14,5	8,3	
	real	183	25	18	226
KG	exp.	178,6	29,0	18,4	
	%	81,0	11,0	8,0	
		369	60	38	467
	%	79,0	12,9	8,1	

Chi-Quadrat = 1,316, df = 2, p = 0,518, nicht signifikant.

Da die Probleme einer Familie mit der Zahl der erhöhten Skalen im Familienprofil wahrscheinlich sprunghaft ansteigen, sollen zumindest jene Familien als dysfunktional bezeichnet werden, die 3 und mehr verschiedene Dimensionen der Familienfunktionalität als Problembereiche angeben. Dies sind unter Familien mit geistig behinderten Kindern annähernd dreimal so viele als unter sogenannten Normalfamilien.

In der Selbstbeurteilung liegt ein ebenso eindeutiger, überzufälliger Gruppenunterschied vor. 57 Familienmitglieder der Untersuchungsgruppe (32.2%) sehen die eigene Funktion innerhalb der Familie durch *mindestens einen Problembereich* belastet; in der Vergleichsgruppe sind es hingegen nur 28 Personen (16.5%). 15 Personen aus Familien mit geistig behinderten Kindern (8.5%) geben *3 und mehr Problembereiche* an, gegenüber nur 1 Person (0.6%) aus sogenannten Normalfamilien.

Nur die Einschätzung von Zweierbeziehungen zeigt lediglich trendmäßige (nicht signifikante) Unterschiede in die beschriebene Richtung.

4. Erhöhungen auf Subskalen-Niveau

Die Frage, *ob* überzufällig mehr Problembereiche in Familien mit behinderten Kindern angegeben werden, ist also zumindest für die Familieneinschätzung und die Selbstbeurteilung zu bejahen. Es bleibt die Frage zu beantworten, *welche* der 7 Skalen von der Erhöhung (T größer als 60) betroffen sind. Lassen sich diesbezüglich auch auf Subskalen-Niveau signifikante Gruppenunterschiede nachweisen? Dies kann durch Berechnung von z-Werten beantwortet werden (Tabelle 9).

Die Skala „*Affektive Beziehungsaufnahme*" ist innerhalb der Untersuchungsgruppe aus allen drei Perspektiven signifikant öfter erhöht als dies dem Verhältnis der Stichprobengrößen entspricht. In weiterer Folge sind die Skalen „*Affektiver Austausch*" und „*Kontrolle*" zu nennen, die jeweils aus zwei Perspektiven überzufällig oft erhöht sind; schließlich das „*Rollenverhalten*" sowie die „*Werte und Normen*" mit signifikant häufigerer Erhöhung aus je einer Perspektive.

In keinem der drei Bögen wird die „*Aufgabenerfüllung*" und die „*Kommunikation*" von Mitgliedern der Untersuchungsgruppe überzufällig oft als Problembereich angegeben. Die Kommunikation wird also, wie die T-Wert-Profile (Abb. 6) zeigten, zwar bei Familien mit behinderten Kindern schlechter eingeschätzt, nicht aber im Sinne von „Familienschwächen" (Tabelle 9). Die Aufgabenerfüllung ist schließlich am wenigsten betroffen. Sie gilt aus keiner der Perspektiven als Problembereich und wird allein bei der Beurteilung von Zweierbeziehungen (Abb. 6) signifikant schlechter eingeschätzt.

Die Bewältigung von Aufgaben (Identifizierung von Problemen und Aufgaben, Erforschung alternativer Lösungen, Anwendung der ausgewählten Ansätze und Überprüfung ihrer Wirksamkeit) wurde als zentrales und übergeordnetes Ziel der Familienfunktionalität definiert (vgl. Steinhauer et al., 1984). Es liegt im Prozeß-Modell der Beobachtungsebene am nächsten. Somit bewältigen also Familien mit geistig behinderten Kindern die auf sie zukommenden, nicht geringen Aufgaben nach außen hin nicht schlechter als sogenannte Normalfamilien. Sie wirken — vereinfacht ausgedrückt — in der Lösung von Problemen und der Erfüllung von Aufgaben nicht viel anders als Familien sonst bzw. schätzen sich selbst so ein.

Tabelle 9. T-Werte größer als 60 pro Skala des FAM III, z-Tests

		AE	RV	KOM	AA	AB	K	WN
Familien-Einschätzung	UG	11	20	15	14	12	26	14
	KG	7	14	6	5	2	11	3
	z	−0,867	−0,924	−1,882	−1,987*	−2,605*	−2,357*	−2,594*
Selbst-Beurteilung	UG	17	14	12	13	27	15	12
	KG	11	4	5	4	6	5	6
	z	−1,039	−2,281*	−1,624	−2,109*	−3,553*	−2,156*	−1,338
Einschätzung von Zweierbeziehungen	UG	22	8	8	8	33	9	11
	KG	21	5	8	6	17	15	6
	z	0,057	−0,717	0,128	−0,415	−2,037*	1,382	−1,082

*signifikant.

Greift man allerdings auf Bereiche der Familienfunktionalität zurück, die der Beobachtung schlechter zugänglich sind, so tun sich hier große Probleme („Schwächen“) in Familien mit behinderten Kindern auf. Dies gilt vor allem für den affektiven Bereich, aber auch für die gegenseitige Einflußnahme (Kontrolle), das Akzeptieren von Rollen (Rollenverhalten) und die Übereinstimmung im familiären Wertsystem (Werte und Normen). Die Schwierigkeiten in diesen Dimensionen können die Familien längerfristig auch bei der Erfüllung ihrer Aufgaben und der Bewältigung von Problemen verunsichern und beeinträchtigen; damit liegen latent auch „Behinderungen“ der Aufgabenerfüllung vor.

5. Diskrepanzen der Einschätzungen zwischen den Familienmitgliedern

Als Maß für die Diskrepanzen der Einschätzungen zwischen den einzelnen Familienmitgliedern wird die Streuung (Standardabweichung) der Einzelurteile um den Paar- bzw. Familienmittelwert berechnet. Der Gesamtdiskrepanz-Score mittelt die Einzeldiskrepanzen je Bogen (Tabelle 10).

Tabelle 10. Gesamtdiskrepanzen der Einschätzungen von Paaren und Familien in den 3 Bögen des FAM III

			UG	KG	t-Wert	df	p
Familien-	**Paare**	s	5,12	4,03	2,992	138	0,003*
Einschätzung	**Familien**	s	5,59	4,36	3,389	138	0,001*
Selbst-	**Paare**	s	5,37	4,46	2,823	149	0,005*
Beurteilung	**Familien**	s	6,00	4,95	2,966	149	0,004*
Einschätzung von	**Paare**	s	4,65	4,35	0,855	149	0,394
Zweierbeziehungen	**Familien**	s	5,31	5,07	0,582	149	0,561

* signifikant.

Die Familie als Ganze wird von Paaren (Mann und Frau) und Familien der Untersuchungsgruppe signifikant unterschiedlicher eingeschätzt als von jenen der Vergleichsgruppe. Dies entspricht der Ist-Kohäsion aus dem FACES III. Ebenso sind die Selbstbeurteilungen in Familien mit behinderten Kindern signifikant diskrepanter. Dies bedeutet, daß ein Familienmitglied der Untersuchungsgruppe seine Funktion in der Familie sehr positiv wahrnimmt, ein anderes aus derselben Familie negativ. Nur die Einschätzungen von Zweierbeziehungen zeigen keine signifikanten Gruppenunterschiede.

6. Vergleiche einzelner Dyaden

Die Zweierbeziehungs-Einschätzungen sind bisher nur global behandelt worden. Folgende paareweise Einschätzungen werden nun getrennt verglichen:

a) Die Mann-Frau-Beziehung,
b) die Eltern-Kind-Beziehung.

Bei beiden sind die Einschätzungen weiter nach der abgegebenen Richtung zu differenzieren (z. B. Mann zu Frau, Frau zu Mann) (Tabelle 11).

Tabelle 11. Zweierbeziehungen: Einschätzungen in bestimmten Dyaden

		UG	KG	t-Wert	df	p
Mann-Frau-Dyade	$\bar{x}$	43,42	40,87	2,818	300	0,005*
Männer zu Frauen	$\bar{x}$	43,68	40,73	2,225	149	0,028*
Frauen zu Männern	$\bar{x}$	43,17	41,01	1,735	149	0,085
Eltern-Kind-Dyade						
Kinder zu Eltern	$\bar{x}$	44,54	41,23	2,120	60	0,038*
Eltern zu Kindern	$\bar{x}$	46,84	48,72	$-1{,}060^{+}$	71	0,293

* signifikant, $^{+}$ umgekehrter Trend.

a) Paarbeziehung Mann—Frau

Ehepaare oder Lebenspartner mit geistig behinderten Kindern schätzen ihre Beziehung untereinander signifikant schlechter ein als solche ohne behinderte Kinder. Dies geht in erster Linie auf die Einschätzungen seitens der Männer zurück. Sie beurteilen die Beziehung zu ihren Partnerinnen signifikant ungünstiger, wenn ein behindertes Kind zu den Familienmitgliedern zählt. Bei den Frauen, die ihre Partnerbeziehung einschätzen, ergibt sich ein deutlicher Trend in diese Richtung. Allerdings werden von beiden Seiten nicht überzufällig mehr Problembereiche (erhöhte Skalen) gegenüber der Vergleichsgruppe angegeben.

b) Eltern-Kind-Beziehung

Geschwister behinderter Kinder beurteilen die Beziehung zu ihren Eltern ebenfalls signifikant ungünstiger als Kinder und Jugendliche aus Vergleichsfamilien. Dies gilt trendmäßig in annähernd gleichem Ausmaß für die Beziehung zum Vater und zur Mutter.

Eltern behinderter Kinder schätzen umgekehrt die Beziehung zu ihren nicht behinderten Kindern trendmäßig eher *besser* ein als Eltern aus sogenannten Normalfamilien. (Wieder gilt dies gleichlautend für Väter und Mütter.) Das Ergebnis der Elterneinschätzungen ist insoferne bemerkenswert, als hier das einzige Mal innerhalb der Auswertung des FAM III ein *Trend in die umgekehrte Richtung* vorliegt. Hier und nur hier geben Mitglieder aus Familien mit behinderten Kindern *günstigere* Einschätzungen zu einem Teilbereich der Familien ab. Er betrifft die Eltern-Kind-Beziehung aus der Sicht der Eltern.

Wir finden damit auf Zweierbeziehungs-Ebene in Familien mit geistig behinderten Kindern eine signifikant schlechtere Paarbeziehung zwischen Mann und Frau und eine, je nach Richtung unterschiedlich beurteilte Eltern-Kind-Beziehung. Aus der Sicht der Kinder wird sie signifikant schlechter, aus der Sicht der Eltern trendmäßig besser beurteilt. Vereinfacht ausgedrückt haben wir in Familien mit geistig behinderten Kindern mehr Konflikte auf der „Paar-Ebene" (Mann — Frau) und gleichzeitig eine etwas stärkere „Zugewandtheit" der Eltern zu ihren (nicht behinderten) Kindern. Dies ist vom familienstrukturellen Standpunkt her schlüssig. Die stärkere Zugewandtheit der Eltern zu ihren Kindern wird aber von den nicht behinderten Kindern im allgemeinen nicht in gleicher Weise beantwortet, im Gegenteil: Die Geschwister behinderter Kinder geben zu ihren Eltern sogar eine signifikant schlechtere Beziehung an als Kinder und Jugendliche der Vergleichsgruppe.

C. Statistische Vergleiche zwischen FACES III und FAM III

Statistische Vergleiche zwischen FACES III und FAM III sollen die Frage klären, ob die beiden familiendiagnostischen Instrumente bzw. die ihnen zugrunde liegenden Modelle der Familienfunktionalität zu ähnlichen und damit vergleichbaren Beurteilungen von Familiensystemen gelangen; dies einmal unter Olsons „Kurvilinearitätshypothese", einmal unter der Annahme linearer Beziehungen zwischen Kohäsion/Adaptabilität und Familienfunktionalität.

1. Spearman-Rangkorrelationen zwischen FACES- und FAM-Subskalen

Bevor der Zusammenhang zwischen FACES- und FAM-Subskalen bestimmt wird, müssen die Rohwerte der FACES-Dimensionen Kohäsion und Adaptabilität in Maße transformiert werden, die die kurvilineare Beziehung der Scores *linear* abbilden (vgl. Cierpka und Thomas, 1986). Da es nach Olson für die Beurteilung der Familienfunktionalität unerheblich ist, in welche *Richtung* ihre Werte vom Mittel abweichen, werden die Scores *über* dem Mittel jenen in Äquidistanz *unter* dem Mittel liegenden gleichgesetzt. Für diese transformierten Werte (TRANS) werden (ebenso wie für die nicht transformierten — ROH) Spearman-Rangkorrelationen mit den FAM-Skalen berechnet. Sollten bei den nichttransformierten Werten (lineare Beziehung) höhere Korrelationen mit den FAM-Skalen sichtbar werden, so spricht dies gegen die Kurvilinearitätshypothese Olsons (Tabelle 12).

Tabelle 12 zeigt, daß die nichttransformierten FACES-Werte wesentlich höher mit den FAM-Skalen korrelieren als die transformierten. Dies gilt für beide Dimensionen des FACES und alle Skalen des FAM. Es liefert ein sehr gewichtiges Argument gegen die Annahme der Kurvilinearität.

Der Zusammenhang der transformierten Werte (TRANS) mit der Dimension Kohäsion ist sehr schwach, mit der Dimension

Tabelle 12. Spearman-Rangkorrelationen zwischen FACES III- und FAM III-Skalen (Familien-Einschätzung)

FACES/FAM	GES	AE	RV	KOM	AA	AB	K	WN	SE	A
Kohäsion										
ROH	−0,49*	−0,38*	−0,36*	−0,40*	−0,39*	−0,34*	−0,34*	−0,39*	0,34*	0,33*
TRANS	−0,24*	−0,20*	−0,14*	−0,22*	−0,19*	−0,14*	−0,12*	−0,15*	0,17*	0,16*
Adaptabilität										
ROH	−0,18*	−0,13*	−0,15*	−0,14*	−0,12*	−0,13*	−0,16*	−0,08	0,11*	0,07
TRANS	−0,09	−0,06	−0,07	−0,09	−0,06	−0,07	−0,06	−0,05	0,08	0,03

* signifikant.

Adaptabilität praktisch Null. Bei linearer Betrachtung (ROH) zeigen sich hingegen — zumindest mit der Kohäsion — mittlere, allerdings immer noch mäßige Zusammenhänge. Sie betreffen alle FAM-Subskalen des Modells in gleicher Intensität (liegen alle zwischen —0.34 und —0.40).[10] Dies kann dahingehend interpretiert werden, daß mit der Kohäsion eine Art Generalfaktor der Familienfunktionalität vorliegt. Hohe Kohäsion hängt, wie sich zeigt, gleichermaßen mit zufriedenstellenden affektiven Beziehungen, einer guten Kommunikation, einem funktionalen Rollenverhalten, einem übereinstimmenden familiären Wertsystem usf. zusammen. Die Adaptabilität hingegen zeigt mit den FAM-Skalen Korrelationen, die aufgrund ihrer sehr geringen Höhe (< —0.19) vernachlässigbar sind. Keine der Skalen des FAM III korreliert also mit einer der beiden FACES-III-Dimensionen um wesentliches stärker als eine andere; keine ist damit dem Kohäsions- oder Adaptabilitätskonzept in besonderer Weise verwandt.

2. Kontingenz-Koeffizienten für FACES- und FAM-Subgruppen

Beide Verfahren — FACES III und FAM III — ordnen die Familienmitglieder bzw. Familien bestimmten Subgruppen zu, von denen eine stärkere oder schwächere Familienfunktionalität angenommen wird. Der FACES zieht dafür die Kategorienbildung „balanciert", „mittel" und „extrem" des Circumplex Model heran, der FAM die Einteilung in „Familienstärken"- und „-schwächen" je nach der Höhe der T-Werte (T > 60; T < 40). Bei übereinstimmender Beurteilung müßten sich zwischen den Zuordnungen beider Verfahren hohe Zusammenhänge (Kontingenz-Koeffizienten) ergeben. Personen bzw. Familien der Kategorie „balanciert" müßten demnach hauptsächlich T-Werte kleiner als 40 aufweisen, solche der Kategorie „extrem" hauptsächlich T-Werte größer als 60.

Die Kontingenz-Koeffizienten liegen je nach Untersuchungsbogen des FAM zwischen 0.18 und 0.21. Sie geben also einen äußerst

[10] Die Korrelationen sind negativ, weil hohe Scores im FACES III hinsichtlich der Familienfunktionalität positiv zu interpretieren sind, hohe Werte im FAM III dagegen negativ.

schwachen Zusammenhang zwischen den Beurteilungen der Familienfunktionalität aus beiden Verfahren an. FACES III und FAM III kommen demnach — gemäß den sehr unterschiedlichen zugrundeliegenden Modellen — zu verschiedenen Einschätzungen der Funktionalität von Familien bzw. messen sie auf unterschiedliche Art und Weise. Aus den bisher vorgetragenen Argumenten gegen die Kurvilinearitätshypothese des Circumplex Model ist dies allerdings nicht verwunderlich.

3. Zweifache Varianzanalysen für FACES- und FAM-Subskalen

Die Kategorienbildung des FACES bindet beide Dimensionen — Kohäsion und Adaptabilität — zu einer kombinierten Beurteilung der Familie ein. Betrachtet man die Scores auf jeder der beiden Dimensionen gesondert und trennt sie nach den 4 Stufen (losgelöst bis verstrickt; rigid bis chaotisch) auf, so können nun die zugehörigen T-Werte des FAM verglichen und auf signifikante Unterschiedlichkeit überprüft werden. Nach den bisherigen Analysen wäre zu erwarten, daß „losgelöste" Familienmitglieder im FAM III signifikant höher scoren als „verstrickte", „rigide" etwas höher als „chaotische".

Die zweifache Varianzanalyse leistet aber nicht nur dies (Haupteffekte), sondern zeigt auch, ob eine bestimmte Kombination von Adaptabilität und Kohäsion signifikant höhere oder niedrigere T-Werte im FAM aufweist (Wechselwirkung). Hier wäre nach den bisherigen Ergebnissen zu erwarten, daß Kombinationen hoher Kohäsion mit hoher Adaptabilität besser scoren als solche niedriger Wertekombinationen. Tabelle 13 zeigt die Ergebnisse der zweifachen Varianzanalyse für die Gesamt-Skala jedes Untersuchungsbogens des FAM III mit den beiden FACES-III-Dimensionen.

In allen drei Untersuchungsbögen des FAM III sind die Haupteffekte der FACES-Dimension Kohäsion mit den FAM-Skalen signifikant (siehe dazu später). Nicht signifikant sind die Haupteffekte der Adaptabilität und die Wechselwirkungen. Sie zeigen allerdings in der Höhe der T-Werte einen Trend in die erwartete Richtung, nämlich den 4 Adaptabilitätsstufen entsprechend absteigende T-Werte. Rigide Familienmitglieder scoren also in allen drei

Tabelle 13. 2fache Varianzanalysen für FACES-Dimensionen und FAM-Gesamtskalen

FACES/FAM	Familien-Einschätzung			Selbst-Einschätzung			Zweier-Beziehungen		
	F	df	p	F	df	p	F	df	p
Haupteffekt Kohäsion	39,76	3/330	0,000*	32,06	3/330	0,000*	22,71	3/286	0,000*
Haupteffekt Adaptabilität	1,46	3/330	0,224	0,49	3/330	0,692	0,20	3/286	0,895
Wechsel-wirkung	1,00	9/330	0,443	0,98	9/330	0,459	0,70	9/286	0,711

* signifikant.

Bögen des FAM III etwas schlechter als strukturierte, diese wieder etwas schlechter als flexible usf. Die Unterschiede sind allerdings relativ klein und statistisch nicht gesichert. Auch für die Wechselwirkung gilt der erwartete Trend: Kombinationen aus niedriger Kohäsion und niedriger Adaptabilität scoren im FAM III systematisch schlechter als Kombinationen hoher Werte.

Bei näherer Betrachtung der signifikanten Kohäsions-Haupteffekte (Tabelle 14), zeigt sich in den Newman-Keuls-Tests, daß die T-Werte des FAM III zwischen allen 4 Stufen der Kohäsion (mit einer einzigen Ausnahme in der Selbsteinschätzung) signifikant verschieden sind.

Tabelle 14. Haupteffekt „Kohäsion" aus 2fachen Varianzanalysen

FACES/FAM	Familien-Einschätzung		Selbst-Einschätzung		Zweier-Beziehungen	
Kohäsion	T-Wert		T-Wert		T-Wert	
Losgelöst	58,38	A	55,39	A	53,35	A
Getrennt	48,43	B	48,18	B	46,43	B
Verbunden	44,59	C	43,33	C	42,79	C
Verstrickt	41,05	D	40,42	C	39,04	D

T-Werte mit unterschiedlicher Buchstabenbezeichnung sind im Newman-Keuls-Test signifikant verschieden.

Personen mit geringer Kohäsion zeigen signifikant schlechtere Werte im FAM III, solche mit hoher Kohäsion signifikant bessere. Die FAM III-Scores der Stufe „verstrickt" liegen an der Grenze zur „Familienstärke", die der Stufe „losgelöst" nahe der „Familienschwäche". Olsons FACES III operiert also, ebenso wie FACES II (Cierpka und Thomas, 1986) als *lineares* Meßinstrument der Familienfunktionalität. Das Adaptabilitätskonzept ist als problematisch anzusehen und sollte neu überdacht werden.

4. Zusammenfassung der FAM III-FACES III-Vergleiche

FACES III und FAM III — beide auf eigenen Modellen der Familienfunktionalität basierend — führen bei globaler Betrachtung zu unterschiedlichen Beurteilungen der Funktionalität ein- und derselben Familie. Der Grund dafür ist hauptsächlich darin zu suchen, daß einmal eine kurvilineare, einmal eine lineare Beziehung zwischen Testwert und Familienstärke und -schwäche angenommen wird. Alle bisherigen Auswertungschritte sprechen gegen das Kurvilinearitätskonzept des FACES und erhärten die Annahme linearer Beziehungen. Nur unter dieser Annahme wird ein Vergleich der Beurteilungen aus beiden Verfahren sinnvoll. Er bezieht sich in erster Linie (statistisch gesichert) auf das Kohäsionskonzept: Hohe Kohäsion bedeutet Annäherung an den Bereich der Familienstärke, niedrige Kohäsion Nähe zur Familienschwäche. Die Kohäsion dürfte als eine Art Generalfaktor der Familienfunktionalität fungieren, weil sie mit allen Dimensionen des FAM III in ähnlicher Intensität korreliert.

Die statistischen Vergleiche zwischen FACES III und FAM III werfen allerdings eine Menge weiterer Fragen auf, die an dieser Stelle nicht behandelt werden können. Die Ergebnisse weiterer statistischer Methoden, vor allem testtheoretischer Analysen, werden in anderem Zusammenhang dargestellt.

D. Zusammenfassung der Ergebnisse

In beiden verwendeten familiendiagnostischen Verfahren treten bei der Gegenüberstellung von Familien mit geistig behinderten Kindern und sogenannten Normalfamilien signifikante Gruppenunterschiede zutage.

Übereinstimmend zeigen FACES III und FAM III signifikant größere Diskrepanzen in den Urteilen der einzelnen Familienmitglieder geistig behinderter Kinder. Diese stärker unterschiedliche Wahrnehmung und Einschätzung der eigenen Familie darf in bezug auf die Entwicklung von Dysfunktionalitäten nicht unterschätzt werden. Sie begünstigt, wie bereits ausgeführt, Unzufriedenheit und Mißverständnisse zwischen den Familienmitgliedern und erschwert die Entwicklung positiver Veränderungsstrategien.

In den einzelnen Dimensionen der Familienfunktionalität bzw. auf den Gesamt-Skalen der Familien-Fragebögen zeigen sich ebenfalls in beiden Verfahren signifikante Abweichungen der Einschätzungen beider Gruppen.

FACES III, der entgegen den Annahmen von Olson et al., als *lineares* Meßinstrument der Familienfunktionalität operiert, zeigt eine insgesamt schwächere Kohäsion und Adaptabilität in Familien mit geistig behinderten Kindern an. Im Circumplex Model, das von einer Kombination der beiden Dimensionen ausgeht, finden sich Familien mit behinderten Kindern in jenen Bereichen überrepräsentiert, die einer Erniedrigung *beider* Dimensionen oder *einer* von beiden entsprechen. Die Kombination hoher Kohäsion und hoher Adaptabilität, die von beiden Gruppen in der Wunschvorstellung als Ideal angegeben wird, ist hingegen bei sogenannten Normalfamilien schon in der Realsituation übermäßig vorhanden. Während sich also die Wunschvorstellungen beider Gruppen nicht signifikant unterscheiden, weichen die Einschätzungen des Real-Bildes signifikant voneinander ab.

Aus der linearen Betrachtung der beiden FACES-Dimensionen ergibt sich, daß die gleichzeitige Erniedrigung beider Skalen — des familialen Zusammenhalts *und* der Anpassungsfähigkeit — als besonders auffällig gelten muß. Sie betrifft rund 13% der Familienmitglieder aus Familien mit behinderten Kindern gegenüber nur knapp 2% aus sogenannten Normalfamilien.

Einschätzungen aus allen drei Perspektiven des *FAM III* — Familieneinschätzung, Selbstbeurteilung und Einschätzung von Zweierbeziehungen — liegen in Familien mit geistig behinderten Kindern signifikant schlechter. Mehr Familienmitglieder behinderter Kinder geben im Vergleich zu jenen aus sogenannten Normalfamilien Problembereiche, sogenannte „Familienschwächen" an. Im Familienprofil werden *3 und mehr* verschiedene Bereiche der Familienfunktionalität von 19% der Familien geistig behinderter Kinder als problematisch eingeschätzt, gegenüber 6.5% sogenannter Normalfamilien. Etwa jede 5. Familie mit einem geistig behinderten Kind steht also vor großen und vielschichtigen Familienproblemen, und zwar vor so großen, wie nur jede 15. Familie sonst.

Die Probleme („Schwächen") beziehen sich vor allem auf emotionale Bereiche. Schwierigkeiten zeigen sich im Austausch und Ausdruck von Gefühlen sowie in den affektiven Beziehungen zwischen den Familienmitgliedern. Diese dürften in Familien mit geistig behinderten Kindern eher narzistisch oder symbiotisch geprägt und damit einer wachstumsfördernden und autonomen Lebensgestaltung aller Familienmitglieder weniger förderlich sein. Auf der anderen Seite macht die Erfüllung und Bewältigung von Aufgaben in Familien mit geistig behinderten Kindern im Vergleich zu sogenannten Normalfamilien am wenigsten Probleme. Die Familien machen es sich also zum Ziel, den vielen selbst- und fremdauferlegten Aufgaben und Aufträgen — nicht selten auch von Fachautoritäten ausgesprochen — nachzukommen. In dieser, der Beobachtung am besten zugänglichen Dimension, sind die Familien sozusagen am ungestörtesten. Dies kann zu Mißinterpretationen und Überforderungen in bezug auf die familiäre Belastbarkeit führen.

Bei einer Differenzierung der dyadischen Einschätzungen aus dem FAM III wird eine signifikant schlechtere Beurteilung der Paar-Beziehung von Ehepartnern bzw. Lebensgefährten mit einem geistig behinderten Kind deutlich, insbesondere von seiten des Mannes her. Die Eltern-Kind-Beziehung wird je nach der abgegebenen Richtung unterschiedlich beurteilt: seitens der Kinder signifikant schlechter, seitens der Eltern trendmäßig besser. Die gehäuften Konflikte auf Paar-Ebene und die stärkere Zugewandtheit der Eltern zu ihren nicht behinderten Kindern, die von diesen aber nicht in gleicher Weise beantwortet wird, erlaubt es, wichtige Schlußfolgerungen auf die Familienstruktur von Familien mit geistig behinderten Kindern zu ziehen.

V. Interpretationen und Schlußfolgerungen

Die bisherigen Ausführungen belegen, daß Familien mit geistig behinderten Kindern neben ihren Realbelastungen mit innerfamiliären Schwierigkeiten konfrontiert sind, die jene von Familien mit nicht behinderten Kindern übersteigen. Im folgenden werden einige dieser Schwierigkeiten nochmals herausgegriffen und mit verschiedenen Termini der strukturellen Familientherapie in Beziehung gesetzt. Dies mit dem Ziel, Forschern und Praktikern der Behindertenarbeit eine strukturelle Hypothese vorzuschlagen, die sie in ihrer Arbeit mit Familien geistig behinderter Kinder anwenden und validieren können.

Dieser Versuch, die Kluft zwischen Theorie und Praxis zu verringern, muß allerdings, ungeachtet der hohen Brisanz der Thematik, in diesem Zusammenhang fragmentarisch bleiben. Eine profunde „Übersetzung" der wissenschaftlichen Aussagen in Feststellungen und Empfehlungen von überwiegend praxisrelevanter Bedeutung würde bei weitem den Rahmen des vorliegenden Buches sprengen.

A. Rückschlüsse auf die Familienstruktur von Familien mit geistig behinderten Kindern

Familienstrukturen sind Anordnungen, Zu- und Unterordnungen der verschiedenen Teile eines Familiensystems; sie werden nach außen hin in bestimmten wiederkehrenden Transaktions- und Interaktionsmustern sichtbar und nehmen entscheidenden Einfluß darauf, ob eine Familie ihre Aufgaben und Ziele sowie die Bedürfnisse der Familienmitglieder in funktionaler oder dysfunktionaler Weise beantworten und erfüllen wird. Erhält man im diagnostischen Prozeß direkte oder indirekte Hinweise auf Dysfunktionalitäten des Familiensystems, so kann daraus auf eine bestimmte Familienstruktur rückgeschlossen werden. Familientherapeuten erarbeiten in den verschiedenen Stadien des Kontakts mit der Familie Hypothesen über ihre Familienstruktur, die sie ständig mit der Realität in Beziehung setzen und an ihr überprüfen. Diese Hypothesen helfen, einen therapeutischen Fokus als Angelpunkt für eine Neustrukturierung der Familie zu finden und zu verfolgen.

Die strukturelle Familientherapie arbeitet mit verschiedenen Symbolen und bringt die Familienstruktur anhand einer strukturellen Skizze zum Ausdruck. In Anlehnung an Minuchin (1977) werden folgende Symbole herausgegriffen und verwendet:

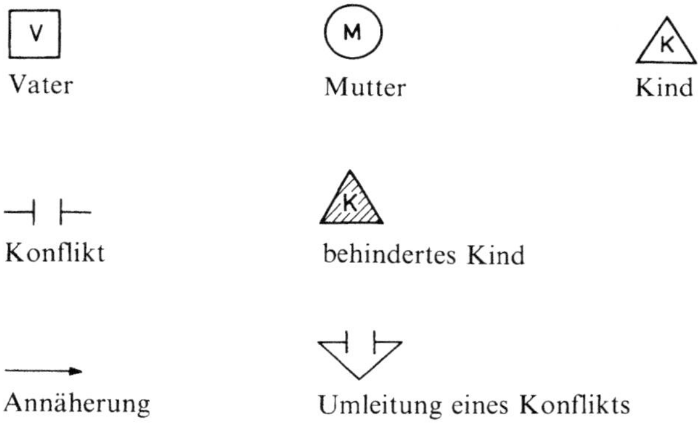

Abgeleitet aus verschiedenen, abgesicherten Einzelergebnissen der Untersuchung, die Hinweise auf Dysfunktionalitäten im Gesamtsystem bzw. in bestimmten Dyaden enthalten, wird eine modellhafte Skizze für die Gruppe der Familien mit einem geistig behinderten Kind als strukturelle Hypothese entworfen. Dabei handelt es sich - schon von der Zusammensetzung her - um einen „Prototyp", ein erstes Modell der Familienstruktur, das anhand der differentiellen Kenntnis und Beurteilung einer Familie zu erweitern, abzuändern oder auch zu verwerfen ist. Für den Berater und

Therapeuten von Familien mit geistig behinderten Kindern dürfte es sich aber lohnen, mit dieser strukturellen Hypothese „in die Familie zu gehen"; andere Praktiker der Behindertenarbeit können daraus Konsequenzen für verschiedene fördernde und helfende Tätigkeiten ziehen.

Den untersuchten Personengruppen (Väter, Mütter, nicht behinderte Kinder über 12 Jahre) entsprechend gehen zunächst drei Familienmitglieder in die Skizze ein: Vater, Mutter und ein nicht behindertes Kind (Geschwister) im Alter von etwa 16 Jahren (Abb. 8). (Das geistig behinderte Kind, das als das jüngere angenommen wird, findet erst später Berücksichtigung.)

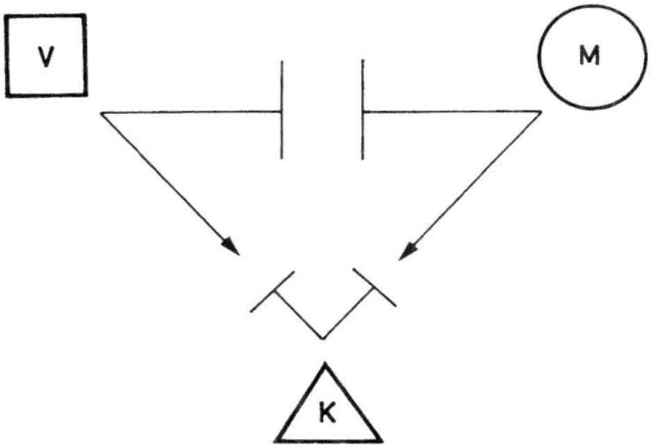

Abb. 8. Modell der Familienstruktur für Familien mit einem geistig behinderten Kind (ohne Einbeziehung des behinderten Kindes)

Der Skizze liegen folgende empirisch gesicherte Untersuchungsergebnisse zugrunde: Die signifikant schlechtere Paar-Beziehung (Mann — Frau) der Untersuchungsgruppe, die signifikant schlechtere Kind-Eltern-Beziehung aus der Sicht der nicht behinderten Kinder und die trendmäßig bessere Eltern-Kind-Beziehung aus der Sicht der Eltern[11].

[11] Die Eltern-Kind-Beziehung aus der Sicht der Eltern ist zwar aufgrund der relativ kleinen Stichprobe der Kinder statistisch nicht gesichert, wegen der Einzigartigkeit des umgekehrten Trends aber so bemerkenswert, daß sie jedenfalls in der Skizze Berücksichtigung findet.

Die strukturelle Hypothese beinhaltet damit einen Konflikt auf Paar-Ebene (zwischen Vater und Mutter), der ansatzweise über das nicht behinderte Kind umgeleitet wird. Die Konfliktumleitung ist allerdings unterbrochen: Durch das Konfliktzeichen seitens des nicht behinderten Kindes und das Annäherungssymbol seitens der Eltern.

Unter Konfliktumleitung wird jenes transaktionelle Muster in der Familie verstanden, bei dem ein offener oder verdeckter Konflikt der Eltern die Kommunikation zwischen ihnen stark behindert oder sogar *ver*hindert; sie erfolgt im weiteren sozusagen „über das Kind". Dies ist sowohl im wörtlich-inhaltlichen Sinn zu verstehen (es wird hauptsächlich vom und über das Kind gesprochen), als auch im indirekt-strukturellen (Botschaften zwischen den Eltern nehmen ihren Weg über das Kind). Dieser Prozeß bewirkt, daß sich die Eltern ihrem Kind (ihren Kindern) wesentlich stärker zuwenden, als sie es zueinander tun. Das so „triangulierte" Kind steht meist im Mittelpunkt des Geschehens. Es hat die wichtige Position und Funktion inne, zugleich Bindeglied und Prellbock zu sein. Das Kind ist aber nicht nur „Opfer" des Geschehens, es bringt sich auch aktiv ein, indem es auf direkte oder diffizile Weise die Kommunikation zwischen den Eltern behindert und die Eltern in ihren gemeinsamen Entscheidungen schwächt. Vordergründig ist diese Situation für das Kind von Vorteil, weil sie ihm hohe „Mächtigkeit" und ein großes Durchsetzungsvermögen verleiht. Letztlich geht sie aber zu seinem Schaden aus, weil sie es auf Dauer stark belastet, als „umstrittener Bundesgenosse" in die Konflikte der Eltern massiv einbezieht, in Loyalitätskonflikte treibt und schließlich — aufgrund der Situation ständig entscheiden zu können, ja zu müssen — überfordert.

Die in Abb. 8 gezeigte Familienstruktur (Vater, Mutter, nicht behindertes Kind) ist jedenfalls aufgrund der dargestellten Struktur als wenig stabil zu bezeichnen. Sie ist sozusagen unvollständig; in der Tat fehlt ja das behinderte Kind, das nun als stabilisierender Faktor hypothetisch eingeführt wird (Abb. 9).

Es kann angenommen werden, daß das behinderte Kind in diesem Modell der Familienstruktur die volle Konfliktumleitung

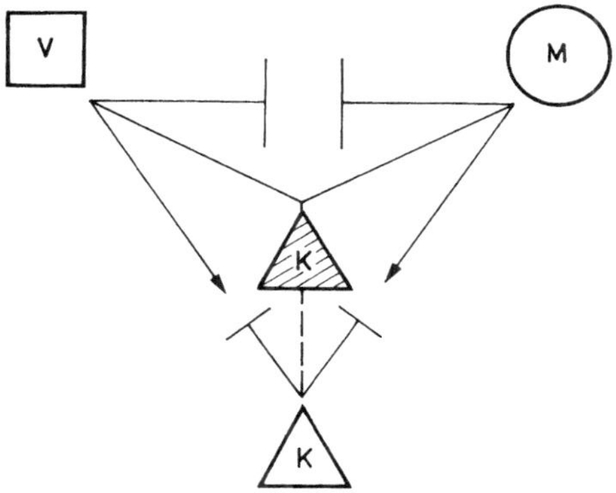

Abb. 9. Strukturelle Hypothese für Familien mit einem geistig behinderten Kind

der Eltern annimmt und realisiert. Das behinderte Kind im Zentrum der Familie bietet sich als gemeinsames Sorgenkind (vgl. Guski, 1980) der Familie dafür gleichsam an. Es belastet die Familie nicht nur, es entlastet sie auch entscheidend, nämlich im Sinn des Vermeidens von Konflikten und offenen Auseinandersetzungen, die — in der Phantasie der Beteiligten oder auch real — zum Auseinanderbrechen der Familie führen könnten. Wie erwähnt, verleiht diese wichtige und zentrale Position und Funktion dem behinderten Kind großes Gewicht, was vielen Beratern und Helfern von Familien mit behinderten Kindern gut bekannt sein dürfte. Kinder in dieser Position haben die Tendenz, in der geschichteten Ordnung (Hierarchie) der Familie aufzusteigen, die Generationsgrenze zu durchbrechen und sich bald auf einer Ebene mit den Eltern, sozusagen zwischen ihnen zu befinden. Die Position *zwischen* den Eltern (auch im wörtlich-räumlichen Sinn gemeint) macht die Rolle des Bindeglieds und Prellbocks besonders deutlich. Ein weiteres Aufsteigen in der Hierachie kann das Kind sogar in eine Position *über* die Eltern bringen, so daß sich schließlich fast alles, was in der Familie geschieht, am Kind orientiert und entscheidet. Kinder mit besonderen Bedürfnissen, wie z. B. behinderte Kinder, sind *deshalb* für diese Rolle prädestiniert, weil die Befriedigung ihrer Spezialbedürfnisse und die Unterordnung der Bedürfnisse anderer Familienmitglieder hier bis zu einem gewissen Grad *funktional* und notwendig ist. Man muß Familien für diese Leistung besonders anerkennen; man soll sie aber davor warnen, diese zeitweise funktionale, z. T. mit Verzicht und Opfern verbundene Haltung zu einem allgemeinen Strukturmerkmal der Familie werden zu lassen, das sich letztlich zum Schaden der Gesamtfamilie, bestimmter Dyaden und zum Nachteil des behinderten Kindes entwickeln kann.

Um den *prozeßhaften* und kreisförmig interdependenten Charakter dieser Abläufe zu unterstreichen, werden in der Folge zwei Kreisprozesse aufgezeigt, die gleichzeitig als Voraussetzung der bisherigen Überlegungen und als Folge davon wirksam werden können. Sie sind als Erweiterungen bzw. Abänderungen der obigen strukturellen Hypothesen zu verstehen.

Aus einer ganzen Reihe von Möglichkeiten ist der *Kreisprozeß „peripherer Vater - verstrickte Mutter“* in Familien mit behinderten Kindern besonders häufig anzutreffen. Er hat ein Ungleichgewicht (eine Asymmetrie) beider Eltern zur Folge und fördert meist auch eine Verschlechterung ihrer Paar-Beziehung. Der „periphere“ Vater nimmt in bezug auf das Familiengeschehen eine Randposition ein; er hat eine geringere Erziehungskompetenz inne und trifft auch weniger Entscheidungen in bezug auf die Familie. Seine Interessen sind außenorientiert. Die „verstrickte“ Mutter beschäftigt und orientiert sich hingegen besonders intensiv mit und an dem (behinderten) Kind; sie richtet ihr Leben ganz nach ihm aus. Je mehr und je intensiver sie sich ihrem Kind (ihren Kindern) zuwendet, um so stärker wird sich der Vater in der Regel nach außen hin orientieren; je stärker er sich außenorientiert, um so mehr wird sie sich den Kindern zuwenden. Uneinigkeit in Erziehungsfragen, Konflikte und Entfremdung auf der Paar-Ebene werden dadurch begünstigt.

Eine zweite häufige Variante ist der *Kreisprozeß „Zweiteilung der Familie“:* Der Vater wendet sich besonders intensiv einem bestimmten Kind zu, meist dem nicht behinderten, die Mutter einem anderen, meist dem behinderten. Es bilden sich starre

Subsysteme, bestehend aus einem Elternteil und einem (oder mehreren) Kind(ern). Dies wirkt sich störend sowohl auf das elterliche als auch auf das geschwisterliche Subsystem aus und begünstigt unter Umständen eine Verschlechterung der Beziehung zwischen Mann und Frau.

B. Aufgabenerfüllung, affektive Beziehungen und Grenzen

Profilauswertungen des FAM III haben gezeigt, daß die Erfüllung von Aufgaben in Familien mit geistig behinderten Kindern im allgemeinen nicht schlechter funktioniert als in Familien sonst; dies trotz oder gerade wegen der Notwendigkeit, eine Reihe besonderer, zum Teil sehr spezieller Aufgaben bewältigen zu müssen. Auf der anderen Seite sind stark emotional besetzte Bereiche, wie der Austausch und Ausdruck von Gefühlen und die affektiven Beziehungen in Familien mit geistig behinderten Kindern deutlich verschlechtert.

Die positive Bewältigung von Aufgaben und die Verschlechterungen im affektiven Bereich können von verschiedenen Seiten her interpretiert werden: Einmal vom Standpunkt des *„Energiehaushalts"* der Familie, also der dem Gesamtsystem zur Verfügung stehenden Ressourcen, einmal vom Gesichtspunkt verschiedener *Coping-Strategien* des Systems bzw. seiner Mitglieder und schließlich vom systemisch-strukturellen Blickwinkel der *„Grenzen"* um einzelne Familienmitglieder oder Subsysteme.

Es darf als allgemeine Erfahrungstatsache gelten, daß große Aufgaben menschliche Gemeinschaften nicht nur herausfordern und belasten, sondern auch stabilisieren können. Die Bewältigung dieser Aufgaben wird zum gemeinsamen Ziel, wofür ein Großteil der eigenen Ressourcen mobilisiert und worunter die persönlichen Interessen und Bedürfnisse untergeordnet werden. Dies gilt im besonderen für eine so große, langfristige und meist individuell und sozial hochbewertete Aufgabe, wie das Aufziehen eines geistig behinderten Kindes in der Familie. Die Gefahr ist, daß es durch die Priorität dieser großen gemeinsamen Aufgabe zu einer chronischen Vernachlässigung der eigenen Bedürfnisse der Familienmitglieder und anderer wichtiger Bereiche der Familienfunktionalität kommt. Dies ist vom Standpunkt des Energiehaushalts her leicht einsichtig. Es wird durch die Ergebnisse der Studie, die eine gute Aufgabenerfüllung im Gesamtsystem, gleichzeitig aber eine Vernachlässigung der emotionalen Bereiche anzeigen, empirisch untermauert.

Der Berater und Betreuer von (Teil-)Familien mit geistig behinderten Kindern, der sich hauptsächlich an der leicht beobachtbaren Dimension der Aufgabenerfüllung orientiert, läuft deshalb Gefahr, die Familie teilweise falsch einzuschätzen und aufgrund von Fehlinterpretationen zu überfordern. Denn er erfährt eine im allgemeinen unauffällige, gut funktionierende (Teil-)Familie, die bemüht ist, seinen Vorschlägen und Aufträgen nachzukommen. Dies steht im Einklang mit verschiedenen Berichten aus der Praxis und eigenen klinischen Erfahrungen. Der Betreuer wird nun seinerseits bemüht sein, seinem Spezialgebiet und seiner institutionellen Verankerung gemäß, für das behinderte Kind und seine Angehörigen optimal zu sorgen, also in der Regel Mutter und Kind mit Förderprogrammen, Spezialaufgaben und Therapien versehen. Dadurch wird einem wahrscheinlich ohnehin schon etablierten Ungleichgewicht in der Verteilung der Ressourcen innerhalb der Familie Vorschub geleistet. Der Betreuer wird den Punkt, wo Art und Ausmaß seiner Zusammenarbeit mit der Familie oder Teilen daraus zum Schaden des Gesamtsystems umzuschlagen vermag (vgl. Warnke, 1983) also um so leichter übersehen, je unkritischer er den Reaktionen der (Teil-)Familie auf sein Betreuungsangebot gegenübersteht und je weniger er danach fragt, wie es der Familie mit der Bewältigung der Aufgaben „wirklich" geht; schließlich auch, je einseitiger, also in der Regel nur vom Standpunkt der Mutter her, sein Bild von der Familie und ihren Bedürfnissen geprägt ist.

Mit der Gesamtenergie, mit den Ressourcen eines Familiensystems sparsam umzugehen und sich bewußt zu machen, daß sie nicht unbegrenzt verfügbar sind bzw. nicht allzu einseitig verteilt sein sollten, muß also vordringliches Ziel des (selbst)kritischen Betreuers und Beraters im Bereich der Behindertenarbeit sein.

Die zweite Möglichkeit der Interpretation des verschlechterten

Ausdrucks und der eingeschränkten affektiven Beziehungen in Familien mit behinderten Kindern ist jene, die schon Margalit und Raviv (1983) anhand ähnlicher empirischer Ergebnisse vorgeschlagen haben. Sie fassen die Schmälerung auf emotionalem Gebiet als eine Art Coping-Mechanismus auf. Dies bedeutet, daß die einzelnen Familienmitglieder die Tatsache der schweren Behinderung des Kindes mit einer allgemeinen Reserviertheit im Gefühlsausdruck und in den affektiven Beziehungen beantworten, um sich und die Familie vor überstarken Emotionen und immer wieder neu aufflammenden Ausbrüchen von Enttäuschung, Kummer und Sorgen zu bewahren.

Die Reserviertheit im Gefühlsausdruck vieler Familien mit behinderten Kindern, die es Beratern oft schwermacht, affektive Bereiche zu berühren, ist ebenfalls aus der Praxis bekannt. Nicht im Widerspruch dazu steht eine oftmals beobachtete große Verletzlichkeit und Empfindlichkeit der Familien. Sie ist sozusagen als Warnsignal seitens der Familienmitglieder aufzufassen, daß dieser Bereich besonders schwierig und heikel ist bzw. mit großer innerer Anstrengung „unter Verschluß gehalten" wird. Auf der anderen Seite sind Gefühlsausbrüche aggressiver oder depressiver Färbung in der Arbeit mit Familien behinderter Kinder keine Seltenheit. Auf sie vorbereitet zu sein und ihnen mit Verständnis, Empathie, ja mit Anerkennung zu begegnen, ist für die förderliche Arbeit mit der Familie Voraussetzung.

Vieles spricht schließlich dafür, die beiden affektiven Subskalen des FAM III mit dem Begriff der „Grenze" nach Minuchin (1977) zu verbinden. „Schwächen" der affektiven Beziehungsaufnahme können, wie bereits ausgeführt, auf ein narzistisch oder symbiotisch geprägtes Interesse der Familienmitglieder untereinander hinweisen. Sie lassen eine Form des stützenden und empathischen Interesses der Familienmitglieder füreinander vermissen, das als Nährboden für Sicherheit und Autonomie gelten kann. Auch „Grenzen" zwischen einzelnen Familienmitgliedern oder Subgruppen der Familie werden in ähnlicher Weise beschrieben: als „starr" bei einem Minimum an Austausch, Empathie und Interesse der Familienmitglieder füreinander (vgl. Loslösung), als „diffus" bei einem Maximum davon (vgl. Verstrickung, Symbiose). „Klare" Grenzen zeichnen sich durch ein ausreichendes Maß an „Durchlässigkeit" für Austausch, Empathie etc. aus, bei gleichzeitiger Wahrung der Eigenständigkeit der Personen(gruppen).

Es ist somit der Rückschluß berechtigt, daß Familien mit behinderten Kindern gehäuft Probleme „an den Grenzen" einzelner Familienmitglieder oder bestimmter Subgruppen (Subsystemen) der Familie aufweisen. Grenzprobleme einzelner Familienmitglieder können bedeuten, daß die Person in nur losem Kontakt zur Familie oder aber in symbiotisch-verstrickter Beziehung steht. Beides ist einem stützenden, wachstumsfördernden Familienklima abträglich. Grenzprobleme bestimmter Subgruppen, z. B. des elterlichen Subsystems, haben eine Schwächung seiner Funktionalität und Nachteile für die Gesamtfamilie zur Folge.

Eine Stärkung des elterlichen Subsystems, in der Folge auch des ehelichen und des geschwisterlichen, wird also mit Recht von vielen Familientherapeuten (vgl. Tatzer et al., 1985) als zentral angesehen. Dies kann aus den früher angestellten Überlegungen im besonderen für Familien mit behinderten Kindern gelten und wird durch die vorliegenden Ergebnisse klar untermauert. Es schließt den Kreis zu den Rückschlüssen auf struktureller Ebene (Punkt A).

C. Schlußfolgerungen für die Arbeit mit geistig behinderten Kindern und ihren Familien

Schlußfolgerungen für die Praxis können in diesem Zusammenhang nur angerissen und punktweise zur Diskussion gestellt werden. Eine Verwertung der wissenschaftlichen Ergebnisse für die verschiedenen speziellen Bereiche der Behindertenarbeit bleibt weiteren, ausführlicheren Überlegungen vorbehalten.

1. Jede Information und Beratung im Zusammenhang mit der Behinderung des Kindes soll sich *an beide Eltern*, nach Maßgabe des Alters auch an die Geschwister richten.

2. Bei längerfristiger Betreuung, Förderung, Therapie und ähnlichem soll seitens des Helfers besonders auf eine Balance im

Kontaktangebot, in der Anleitung und im Austausch zu Vater *und* Mutter, eventuell auch zu den Geschwistern geachtet werden.

3. Zusatz- und Spezialaufgaben sollen den Familienmitgliedern nur gestellt werden, wenn sie unbedingt notwendig und im Einvernehmen *mit der ganzen Familie* sowie nach Maßgabe ihrer Möglichkeiten getroffen worden sind.

4. Die Eltern sollen in ihren gemeinsamen Entscheidungen unterstützt und dazu ermutigt werden, ihre *volle Elternkompetenz* gemeinsam wahrzunehmen und gegen unzulässige Einmischung von außen oder auch von seiten ihres Kindes (ihrer Kinder) zu schützen.

5. Mann und Frau sollen darin bestärkt werden, ihrer *Paar-Beziehung* genügend Raum, Zeit und Energie zu widmen und sie gegenüber Unbeteiligten klar abzugrenzen.

6. Durch Kennenlernen, Einbeziehen oder auch getrennte Vorstellung der *nicht behinderten Geschwister* soll das Augenmerk des Betreuers auch auf sie gerichtet werden. Sie sollen auch Thema und Gegenstand der Reflexion gemeinsamer Elterngespräche werden.

7. Die Familien sollen dazu ermutigt werden, affektive Bereiche anzusprechen, *Gefühle zuzulassen und auszudrücken* und einen Austausch auf emotionaler Ebene anzustreben.

8. In Situationen, in denen sich Helfer mit der Familie oder Teilen daraus überfordert fühlen oder der Verdacht auf Fehlentwicklungen besteht, soll ein speziell *ausgebildeter Familienberater oder -therapeut* zu Rate gezogen werden.

9. *Empathie, Verständnis und Anerkennung* in der Arbeit mit Familien behinderter Kinder hat absoluten Vorrang gegenüber Forderungen, Aufträgen und Aufgaben. Schuldzuweisungen an die Familie oder an Teile daraus sind unbedingt zu vermeiden.

10. Der Berater und Betreuer von behinderten Kindern und ihren Familien soll sich ein möglichst *hohes Maß an Wissen und Sensibilität* in bezug auf Familiensysteme aneignen, um Fehlentwicklungen frühzeitig erkennen und ihnen gemeinsam mit der Familie gegensteuern zu können.

Zusammenfassung

Literaturberichte über Familien mit behinderten Kindern und eigene praktische Erfahrungen berechtigen zur Annahme, daß die Familien neben den Realbelastungen aus der Behinderung des Kindes mit *innerfamiliären* Schwierigkeiten konfrontiert sind, die jene von sogenannten Normalfamilien übersteigen. Im Austauschprozeß aller Familienmitglieder untereinander — evtl. auch in jenem mit dem Helfersystem — laufen sie Gefahr, *typische strukturelle Fehlentwicklungen* zu nehmen, die ihrerseits Wachstum und Autonomie der einzelnen Familienmitglieder bzw. Funktionalität bestimmter Subsysteme und der Familie als Gesamtsystem belasten und behindern. Diese Annahme in einer empirisch-wissenschaftlichen, kontrollierten Studie zu überprüfen, war Anlaß und Ziel der vorliegenden Arbeit.

Die Fragestellung differenziert zu beantworten erwies sich als brisant und wichtig; in erster Linie aus der hohen Bedeutung, die sie für und innerhalb der Behindertenarbeit besitzt (Zusammenarbeit mit den Familien bei der Betreuung und Förderung behinderter Kinder, Familienberatung und -therapie im Behindertenbereich); in zweiter Linie aus der auf diesem Gebiet bestehenden Wissenslücke (insbesondere aus systemisch-struktureller Sicht), die bisherige Untersuchungen aufgrund ihrer methodischen Konzeption nicht schließen konnten.

Zur Beantwortung der Frage wurden zwei Gruppen von Familien untersucht und miteinander verglichen: Eine Gruppe von Familien mit einem geistig behinderten Kind im Schulalter (n = 75) und eine Kontrollgruppe von Familien mit durchwegs nicht behinderten Kindern (n = 76). Die Gruppen waren in bezug auf die Zusammensetzung der Familien und den sozio-ökonomischen Status vergleichbar.

Als familiendiagnostisches Instrumentarium wurden zwei Verfahren verwendet, die im amerikanischen Raum bereits vielfach erprobt und zuletzt auch in deutschen Fassungen angewendet worden sind. Beiden liegen theoretische Modelle der Familienfunktionalität zugrunde. Es handelt sich 1. um die auf Olsons Circumplex Model of Marital and Family Systems aufbauenden FACES (Family Adaptability and Cohesion Evaluation Scales) in ihrer dritten verbesserten Version (FACES III). FACES III untersucht die Familie in bezug auf zwei voneinander unabhängige Dimensionen: die Familien-Kohäsion (Zusammenhalt) und die Familien-Adaptabilität (Anpassungsfähigkeit). In den zwei Teilen des Bogens werden Einschätzungen zum Ist-Zustand der Familie (Real-Bild) und zur Wunschvorstellung in bezug auf die eigene Familie (Ideal-Bild) erhoben. Als 2. Verfahren wurde der auf dem Process Model of Family Functioning von Steinhauer et al. basierende FAM III (Family Assessment Measure) verwendet. Er stellt mit drei Untersuchungsbögen Einschätzungen aus verschiedenen Perspektiven zur Verfügung: solche zur Familie als Gesamtsystem (Familien-Einschätzung), zur eigenen Funktion innerhalb der Familie (Selbstbeurteilung) und zu bestimmten Dyaden der Familie (Einschätzung von Zweierbeziehungen). Aus den Familien- und Einzelprofilen, die die Einschätzungen auf den 7 untersuchten Dimensionen darstellen, kann auf „Familienschwächen“ und „Familienstärken“ geschlossen werden.

Befragt wurden insgesamt 346 Personen; d. s. alle Väter, Mütter sowie alle 12 und mehr Jahre alten, nicht behinderten Kinder, die ständig in der Familie lebten. Die Ergebnisse der Einschätzungsbögen wurden im Sinne der Prüfung von Null-Hypothesen statistisch ausgewertet; bei einer Irrtumswahrscheinlichkeit von $< 5\%$ wurde das Ergebnis als überzufällig („signifikant“) bezeichnet.

Beide familiendiagnostischen Instrumente zeigten signifikante Gruppenunterschiede zwischen Familien mit geistig behinderten Kindern und Familien mit nicht behinderten Kindern an.

FACES III, der entgegen den Annahmen der Autoren bezüglich seiner beiden untersuchten Dimensionen als *lineares* Meßinstrument der Familienfunktionalität operiert, erbrachte eine insgesamt schwächere Kohäsion und eine geringere Adaptabilität in Familien mit geistig behinderten Kindern. Dies bedeutet eine Einschränkung ihrer Funktionalität gegenüber den Vergleichsfamilien. Die signifikanten Gruppenunterschiede waren nur im Real-Bild der Familien vorhanden, sie verschwanden in bezug auf die Wunschvorstellung über die eigene Familie. Die Einschätzungen der einzelnen Familienmitglieder untereinander wichen bei Familien mit behinderten Kindern in der Beurteilung des realen Zusammenhalts signifikant stärker voneinander ab, was Dysfunktionalitäten innerhalb der Familie zusätzlich begünstigt.

FAM III zeigte aus allen drei Perspektiven (Familien-Einschätzung, Selbstbeurteilung, Einschätzung von Zweierbeziehungen) signifikant schlechtere Beurteilungen innerhalb der Gruppe mit einem geistig behinderten Kind. Auch hier wichen die Einschätzungen der einzelnen Familienmitglieder signifikant stärker voneinander ab, wenn ein behindertes Kind zu den Familienangehörigen zählte, u. zw. in bezug auf die Einschätzung der Gesamtfamilie und die der eigenen Funktion innerhalb der Familie.

„Familienschwächen", d. s. besonders ungünstige Einschätzungen auf den einzelnen Dimensionen des FAM III (T-Wert > 60), zeigten sich in den Familien- und Einzelprofilen der Gruppe mit einem geistig behinderten Kind überzufällig häufiger. 3 und mehr verschiedene Problembereiche („Schwächen") wurden in der Familien-Einschätzung von 19% der Familien mit einem behinderten Kind angegeben, gegenüber 6.5% der Kontrollgruppe. Nahezu jede 5. Familie mit einem geistig behinderten Kind steht also vor großen und vielschichtigen innerfamiliären Problemen, u. zw. vor so großen wie nur jede 15. Familie sonst.

Die Probleme beziehen sich vor allem auf emotionale Bereiche. So zeigten sich die stärksten und durchgehendsten Gruppenunterschiede in bezug auf den affektiven Austausch zwischen den Familienmitgliedern und ihre affektiven Beziehungen. Die geringsten Unterschiede waren hingegen bei der Erfüllung und Bewältigung von Aufgaben zu verzeichnen. In dieser, der Beobachung am besten zugänglichen Dimension präsentieren sich die Familien sozusagen am ungestörtesten. Dies kann seitens der Betreuer und Berater zu

Mißinterpretationen und Fehleinschätzungen der Belastbarkeit und Funktionalität der Familien führen. Die Schwächen im Ausdruck und Austausch von Gefühlen und in den affektiven Beziehungen lassen sich einerseits im Zusammenhang mit dem Energiehaushalt der Familie interpretieren; andererseits als Coping-Mechanismen in bezug auf die Bewältigung von chronischem Leid und schließlich im Sinne systemisch-struktureller „Grenzprobleme" einzelner Familienmitglieder oder Subsysteme der Familie.

Bei den dyadischen Einschätzungen des FAM III wurde eine signifikant schlechtere Paar-Beziehung zwischen Vätern und Müttern geistig behinderter Kinder sichtbar. Dies geht in stärkerem Maß auf die Einschätzung seitens der Männer zurück. Die Beziehung zwischen Eltern und Kindern (Geschwistern behinderter Kinder) wurde je nach abgegebener Richtung unterschiedlich beurteilt: seitens der Geschwister behinderter Kinder signifikant schlechter als bei der Kontrollgruppe, seitens der Eltern behinderter Kinder trendmäßig besser. Diese Trendumkehr (*bessere* Urteile innerhalb der Gruppe mit geistig behinderten Kindern) ist bemerkenswert; sie tritt einzig und allein hier auf.

Die Ergebnisse, die wichtige Rückschlüsse auf die Struktur von Familien mit geistig behinderten Kindern erlauben, wurden in einem „prototypischen" Modell der Familienstruktur von Familien mit behinderten Kindern zusammengefaßt. Es zeigt einen Konflikt auf Paar-Ebene (zwischen Mann und Frau) und eine stärkere Zugewandtheit der Eltern zu ihren Kindern; diese wird jedoch seitens der nicht behinderten Kinder (Geschwister) nicht entsprechend beantwortet. Die Umleitung des Konflikts zwischen den Eltern erfolgt daher über das behinderte Kind, das dadurch eine zentrale und wichtige Position und Funktion innerhalb der und für die Gesamtfamilie gewinnt und einnimmt.

Der prozeßhafte und kreisförmig interdependente Charakter bei Entstehung und Aufrechterhaltung dieser Strukturen ist hier mit Nachdruck zu betonen. Auch stellen sich die beschriebenen Strukturen keinesfalls zwingend oder in stereotyper Weise ein. Abänderungen oder Erweiterungen des Modells sind — allein schon von der Zusammensetzung der Familien her — möglich bzw. wahrscheinlich. Für den Berater und Therapeuten von Familien mit geistig behinderten Kindern wird es sich aber lohnen, mit dem Modell als struktureller Hypothese zu arbeiten. Andere Praktiker der Behindertenarbeit können daraus Konsequenzen für ihre fördernden und helfenden Tätigkeiten, insbesondere in bezug auf die Einbeziehung der Familie ableiten.

Familiären Fehlentwicklungen vorzubeugen bzw. gegenzusteuern muß stärker als bisher in das Bewußtsein der Spezialisten und Helfer im Bereich der Behindertenarbeit rücken; es sollte bei jeder Form der Einflußnahme auf das behinderte Kind und seine Familie mitbedacht und mitberücksichtigt werden. Prophylaktische und therapeutische Hilfestellungen sind für und gemeinsam mit den Familien in *allen* Stadien ihres Lebenszyklus möglich, nützlich und u. U. notwendig. Dem sollte durch eine Vertiefung des Wissens und der Sensibilität im Umgang mit dem System Familie im gesamten Bereich der Behindertenarbeit Rechnung getragen werden.

Literatur

Anstötz Ch (1985) Analyse und Kritik des Ganzheitsdenkens in der (deutschsprachigen) Geistigbehindertenpädagogik. Heilpädagogische Forschung 12/3: 257—268

Balzer B, Rolli S (1975) Sozialtherapie mit Eltern Behinderter. Beltz, Weinheim

Beavers WR, Voeller MN (1983) Familiy Models: Comparing and contrasting the Olson circumplex model with the Beavers systems model. Family Process 22: 85—98

Bleidick U, Hagemeister U (1977) Einführung in die Behindertenpädagogik, Bd I. Kohlhammer, Stuttgart

Bodenbenden E (1981) Zur psychosozialen Situation der Eltern geistig behinderter Kinder. Geistige Behinderung 1: 5—16

Bowen M (1961) The family as the unit of study and treatment. Am J Orthopsychiat 30: 346

Brunner EJ (Hrsg) (1984) Interaktion in der Familie. Springer, Berlin Heidelberg New York Tokio

Brunner EJ, Brunner-Wörner R, Odronitz-Dieterle A (1984) Methodische Grundlagen zur Analyse familialer Kommunikation. In: Brunner EJ (Hrsg) Interaktion in der Familie. Springer, Berlin Heidelberg New York Tokyo

Capra F (1982) Wendezeit. Bausteine für ein neues Weltbild. Scherz, Berlin

Cierpka M, Thomas V (1986) A Comparison of the self-report questionnaires FAM III and FACES III. Vortrag, Society and Psychotherapy Research Congress, Boston (unveröffentl. Manuskript)

Cierpka M, Nordmann E (Hrsg) (1987) Methoden in der Familienforschung. Springer, Berlin Heidelberg New York Tokyo

Cierpka M, Rahm R, Schulz H (1987) Die Testgütekriterien des „Family Assessment Measure" (FAM-Version III). In: Cierpka M, Nordmann E (Hrsg) Methoden in der Familienforschung. Springer, Berlin Heidelberg New York Tokyo

Cierpka M (im Druck) Der theoretische Hintergrund und die klinische Anwendung des FAM III (Family Assessment Measure). In: Cierpka M (Hrsg) Familiendiagnostik. Springer, Berlin Heidelberg New York Tokyo

Clemens E (1979) Eltern- und Umweltreaktionen auf die Geburt eines geistig behinderten Kindes. In: Bach H (Hrsg) Familien mit geistig behinderten Kindern. Marhold, Berlin

Cromwell RE, Peterson GW (1983) Multisystem—multimethod, family assessment in clinical context. Family Process 22: 147—163

Cromwell RE, Olson DHL, Fournier DG (1984) Instrumente und Techniken zur Diagnose und Evaluation in Ehe- und Familientherapie. In: Brunner EJ (Hrsg) Interaktion in der Familie. Springer, Berlin Heidelberg New York Tokyo

Eggert D (1972) Ein Beitrag zur Sozial- und Familienstatistik von geistig behinderten Kindern. In: Eggert D (Hrsg) Zur Diagnose der Minderbegabung: Ein Handbuch und Textbuch zur Testbatterie für geistig behinderte Kinder (TBGB). Beltz, Weinheim

Eggert D, Meywirth KH, Titze I (1980) Daten zum Zusammenhang zwischen Behinderung und sozialer Schichtzugehörigkeit. Zschr Heilpädagogik 31/12: 816—821

von Ferber Ch (1976) Zum soziologischen Begriff der Behinderung. Zschr Heilpädagogik 27: 416—423

von Ferber Ch (1983) Staatliche Sozialpolitik und die Familien Behinderter. Geistige Behinderung 1: 2—12

Ferdinand W, Uhr R (1973) Sind Arbeiterkinder dümmer — oder letztlich nur die Dummen? Die Grundschule 5/4: 237—239

Fried E (1985) Beunruhigungen. Klaus Wagenbach, Berlin

Gath A (1985) Parental reactions to loss and disappointment: The diagnosis of Down's syndrome. Development Med Child Neurol 27: 392—400

Goffman E (1967) Stigma. Über Techniken der Bewältigung beschädigter Identität. Luchterhand, Frankfurt

Greitemeyer D (1984) Die Berücksichtigung sozialer Einflußfaktoren bei der Diagnose der Familieninteraktion. In: Brunner EJ (Hrsg) Interaktion in der Familie. Springer, Berlin Heidelberg New York Tokyo

Grenn RG, Kolevson MS, Vosler NR (1985) The Beavers-Timberlawn model of family competence and the circumplex model of family adaptability and cohesion: Separate, but equal? Family Process 24: 385—398

Grünewald K, Hall EC (1981) „Ihr Kind . . .“ Ärztliche Erstinformation für Eltern behinderter Kinder. Lebenshilfe 2: 5—15

Grzeskowiak U (1980) Geistige Behinderung als Stigma. Geistige Behinderung 4: 209—221

Guntern G (1980) Die kopernikanische Revolution in der Psychotherapie: Der Wandel vom psychoanalytischen zum systemischen Paradigma. In:

Duss-von Werdt J, Welter-Enderlin R (Hrsg) Der Familienmensch. Klett, Stuttgart
Guski E (1977) Was behinderte Kinder krank macht. Volker Spiess, Berlin
Guski E (1980) Die Dynamik der Eltern-Kind-Beziehung bei geistig Behinderten. Geistige Behinderung 3: 130—142
Haber LD, Smith RT (1971) Disability and deviance: normative adaptions of role behavior. ASR 36: 87—97
Hackenberg W (1983) Das behinderte Kind als Belastung und Chance für seine Geschwister. Geistige Behinderung 2: 87—96
Heinze RG, Runde P (Hrsg) (1982) Lebensbedingungen Behinderter im Sozialstaat. Westdeutscher Verlag, Opladen
Hohmeier J (1982) Bemerkungen zum gegenwärtigen Stand wissenschaftlicher Begriffe von Behinderung. In: Heinze RG, Runde P (Hrsg) Lebensbedingungen Behinderter im Sozialstaat. Westdeutscher Verlag, Opladen
Holthaus H (1983) Brief einer Mutter. In: Speck O, Warnke A (Hrsg) Frühförderung mit den Eltern. Reinhardt, München
Jantzen W (1973) Theorien zur Heilpädagogik. Das Argument 80: 152—169
Jantzen W (1974) Sozialisation und Behinderung. Focus-Verlag, Gießen
Jantzen W (1976) Zur begrifflichen Fassung von Behinderung aus der Sicht des historischen und dialektischen Materialismus. Zschr Heilpädagogik 27: 428—436
Kaufmann L, Fivaz E, Fivaz R (1980) Ein neues systemisches Modell für die therapeutische Funktion in der Familie. In: Duss-von Werdt J, Welter-Enderlin R (Hrsg) Der Familienmensch. Klett, Stuttgart
Kerkhoff W (1981) Paradigmen des wissenschaftlichen Zugangs zum Problemkreis „Familie mit behindertem Kind". Heilpädagog Forschung 9/1: 38—55
Klein G (1983) Die soziale Benachteiligung der Lernbehinderten im Vergleich zu Hauptschülern. In: Heese G, Reinartz A (Hrsg) Aktuelle Probleme der Lernbehindertenpädagogik. Marhold, Berlin
Klein G (1977) Spezielle Fragen soziokultureller Determinanten bei Lernbehinderungen. In: Kanter GO, Speck O (Hrsg) Pädagogik der Lernbehinderten. Marhold, Berlin, Handbuch der Sonderpädagogik, Bd 4
Kleining G, Moore H (1968) Soziale Selbsteinschätzung. Ein Instrument zur Messung sozialer Schichten. Zschr Soziol und Sozialpsychol (Köln) 20: 502—552
Knoll D (1986) „Nur" rundherum betroffen. Kinderkrankenschwester 5/9: 230—231
Kobi EE (1977) Modelle und Paradigmen in der heilpädagogischen

Theorienbildung. In: Bürli A (Hrsg) Sonderpädagogische Theorienbildung/Vergleich. Sonderpädagogik, Luzern
Kötter S (1984) Streß und Adaptationsmechanismen im System „Familie" nach der Aufnahme eines Pflegekindes. Unveröffentlichte Diplomarbeit, Universität Osnabrück
Krähenbühl V, Jellouschek H, Kohaus-Jellouschek M, Weber R (1984) Stieffamilien: Struktur, Entwicklung, Therapie. Familiendynamik 9/1: 2—18
Krais R (1983) Brief eines Vaters. In: Speck O, Warnke A (Hrsg) Frühförderung mit den Eltern. Reinhardt, München
Kuhn TS (1967) Die Struktur wissenschaftlicher Revolutionen. Suhrkamp, Frankfurt
Lanfranchi A (1985) Die Bedeutung der familiären Beziehungsdynamik bei Kindern mit Entwicklungsstörungen. Sonderpädagogik 15/3: 107—113
Leyendecker Ch (1982) Psychological effects of mental handicap upon the family. Int J Rehab Res 5/4: 533—537
Lister B, Heiler H (1982) Behinderung kennt keine Grenzen. In: Heinze RG, Runde P (Hrsg) Lebensbedingungen Behinderter im Sozialstaat. Westdeutscher Verlag, Opladen
Mangold B, Obendorf W (1981) Bedeutung der familiären Beziehungsdynamik in der Förderarbeit und Therapie mit behinderten Kindern. Praxis der Kinderpsychologie 30/1: 12—18
Margalit M, Raviv A (1983) Mother's perceptions of family climate in families with a retarded child. The Exeptional Child 30/2: 163—169
Michaelsen H, Michaelsen J (1979) Zur Belastung der familiären Beziehungen bei Eltern körperbehinderter Kinder. Eine vergleichende Erhebung zur Scheidungshäufigkeit der Ehen von Eltern körperbehinderter Kinder. Unveröffentl. Examensarbeit, Universität Köln
Miller IW, Epstein NB, Bishop DS, Keitner GI (1985) The McMaster family assessment device: reliability and validity. J Marital Family Therapy 2: 345—356
Minuchin S (1977) Familie und Familientherapie. Theorie und Praxis struktureller Familientherapie. Lambertus, Freiburg
Mohr K, Müller R, Plein J (1979) Die sozio-ökonomische Situation von Familien mit geistig behinderten Kindern. In: Bach H (Hrsg) Familien mit geistig behinderten Kindern. Marhold, Berlin
Moos RH, Moos BS (1976) A typology of family social environments. Family Process 15: 357—371
Muuss RE (1984) Familiendynamik bei behinderten Kindern. Der Kinderarzt 15/5: 661—667; 15/6: 825—829
Nordmann E, Cierpka M (Hrsg) (1986) Familienforschung in Psychiatrie und Psychotherapie. Springer, Berlin Heidelberg New York Tokyo

ÖIBF (Österreichisches Institut für Berufsbildungsforschung) (1985) Eltern behinderter Kinder. Kurzstudie, Wien

Olson DH, Sprenkle DH, Russell CS (1979) Circumplex model of marital and family systems: I. Cohesion and adaptibility types and clinical applications. Family Process 18: 3—28

Olson DH, Bell R, Portner J (1982) FACES II—Family adaptability and cohesion evaluation scales. University of Minnesota, St. Paul, Minnesota

Olson DH, Portner J, Lavee Y (1982) FACES III—Family adaptability and cohesion evaluation scales. University of Minnesota, St. Paul, Minnesota

Overbeck A (1981) Familientherapeutische Ansätze in der Behindertenarbeit. Geistige Behinderung 4: 202—213

Prekop J (Hrsg) (1979) Wir haben ein behindertes Kind. Eltern berichten. Quell-Verlag, Stuttgart

Pruzan V, Spohr J (1981) Familier med psykisk handicappede born — aflasting og behov (Familien mit geistig behinderten Kindern — Entlastung und Bedarf). Publikation 109 des Socialforskningsinstituttet, Kopenhagen

Reiss D (1971) Varieties of consensual experience. I. A theory for relating family interaction to individual thinking. Family Process 10: 1—27

Reiter L, Brunner EJ, Reiter-Theil S (Hrsg) (im Druck) Von der Familientherapie zur systemischen Therapie. Springer, Berlin Heidelberg New York Tokyo

Reiter-Theil S (1984) Wissenschaftstheoretische Grundlagen zur systemorientierten Familientherapie. In: Brunner EJ (Hrsg) Interaktion in der Familie. Springer, Berlin Heidelberg New York Tokyo

Rett A (1977, 1983) Mongolismus, Huber, Bern, 2. Aufl

Rett A, Seidler H (1981) Das hirngeschädigte Kind. Jugend und Volk, Wien

Richter HE (1972) Eltern, Kind und Neurose. Rowohlt, Reinbek bei Hamburg

Richter HE (1973) Patient Familie. Rowohlt, Reinbek bei Hamburg

Rosenblatt PC, Titus SL (1976) Together and apart in the family. Humanities 12: 367—379

Ross AO (1977) Das Sonderkind. Hippokrates, Stuttgart

Runde P, Heinze RG (Hrsg) (1979) Chancengleichheit für Behinderte. Luchterhand, Neuwied

Sabbeth BF, Leventhal JM (1984) Marital adjustment to chronic childhood illness: A critique of the literature. Pediatrics 73/6: 762—768

Schatz G, Genenger M, Stotz E (1981) Familien mit geistig behinderten Jugendlichen und Erwachsenen. Zschr Heilpädagogik 32/2: 149—164

von Schlippe A (1985) Zur Einschätzung von Familien nach dem Circumplex Model of Marital and Family Systems von Olson und Mitarbeitern. Osnabrück, Forschungsberichte aus dem Fachbereich Psychologie der Universität Osnabrück, 48

Schreiner E (1980) Die Familiensituation schwerstbehinderter Kinder und Jugendlicher — eine Katastrophe! Beschäftigungstherapie und Rehabilitation 2: 92—95

Schretter A, Aschoff R, Cierpka M, Joraschky P, Martin G, Thomas V (1986) Zum Verhältnis von dyadischer und systemischer Forschung. In: Nordmann E, Cierpka M (Hrsg) Familienforschung in Psychiatrie und Psychotherapie. Springer, Berlin Heidelberg New York Tokyo

Schubert MT, Tatzer E (1987) Familien mit behinderten Kindern und ihre Helfer — zwischen Kompetenz und Resignation. In: Rotthaus W (Hrsg) Erziehung und Therapie in systemischer Sicht. Verlag modernes lernen, Dortmund

Selvini-Palazzoli M, Boscolo L, Cecchin G, Prata G (1975) Paradoxon und Gegenparadoxon. Klett, Stuttgart

Skinner HA, Steinhauer PD, Santa-Barbara J (1983) The family assessment measure. Can J Comn Mental Health 2: 91—105

Speck O (1980) Geistige Behinderung und Erziehung. Reinhardt, München

Speck O (1982) Wende der Sonderpädagogik. Sonderpädagogik 12/4: 145—157

Speck O (1983) Das gewandelte Verhältnis zwischen Eltern und Fachleuten in der Frühförderung. In: Speck O, Warnke A (Hrsg.) Frühförderung mit den Eltern. Reinhardt, München

Speck O (1985) Erwiderung zu dem vorhergehenden Aufsatz von Christoph Anstötz „Analyse und Kritik des Ganzheitsdenkens in der (deutschsprachigen) Geistigbehindertenpädagogik". Heilpädagogische Forschung 12/3: 269—274

Steinhauer PD, Santa-Barbara J, Skinner HA (1984) The process model of family functioning. Can J Psych 29: 77—88

Stierlin H (1974) Seperating parents and adolescents. Quadrangle, New York

Strasser H (1968) Die Familie. In: Strasser H, Sievert G, Munk K (Hrsg) Das körperbehinderte Kind. Berlin

Tatzer E, Schubert MT, Groh Ch (1985) Behinderung des Kindes — Herausforderung für die Familie. Geistige Behinderung 3: 193—199

Thimm W (1975) Behinderung als Stigma. Überlegungen zu einer Paradigma-Alternative. Sonderpädagogik 5: 149—157

Thimm W, Funke EH (1977) Soziologische Aspekte der Lernbehinderung. In: Kanter GO, Speck O (Hrsg) Pädagogik der Lernbehinderten. Marhold, Berlin, Handbuch der Sonderpädagogik, Bd 4

Thomas D (1980) Sozialpsychologie des behinderten Kindes. Reinhardt, München

Thomas V (im Druck) Das Circumplex Model und der FACES. In: Cierpka

M (Hrsg) Familiendiagnostik. Springer, Berlin Heidelberg New York Tokyo

Thurmair M (1983) Aufgabe und Dilemma der Elternarbeit in der sonderpädagogischen Frühförderung. In: Speck O, Warnke A (Hrsg) Frühförderung mit den Eltern. Reinhardt, München

Warnke A (1983) Kritische Nebenwirkungen der Zusammenarbeit mit den Eltern. In: Speck O, Warnke A (Hrsg) Frühförderung mit den Eltern. Reinhardt, München

Watzlawick P, Beavin JH, Jackson DD (1969) Menschliche Kommunikation. Huber, Bern

Weisgerber-Soiningen U, Haack J, Rauh H (1984) Eltern mit entwicklungsverzögerten Kleinkindern. Geistige Behinderung 4, 254—259

Weiss H (1983) Diskussionsanstöße und Orientierungsrichtlinien zur Eltern- und Familienarbeit. In: Speck O, Warnke A (Hrsg) Frühförderung mit den Eltern. Reinhardt, München

Weiss H (1985) Behinderung und soziale Herkunft. Zum Einfluß sozialer Faktoren auf die Genese von Behinderungen. VHN 54/1: 32—54

Welter-Enderlin R (1980) Anstelle eines Vorwortes: Gedanken zur Situation der Familientherapie. In: Duss-von Werdt J, Welter-Enderlin R (Hrsg) Der Familienmensch. Klett, Stuttgart

Willi J (1975) Die Zweierbeziehung. Rowohlt, Reinbek bei Hamburg

Wöhler KH (1982) Behinderungsbegriff und Handlungskonsequenzen: Behindertenhilfe. In: Heinze RG, Runde P (Hrsg) Lebensbedingungen Behinderter im Sozialstaat. Westdeutscher Verlag, Opladen

GPSR Compliance

The European Union's (EU) General Product Safety Regulation (GPSR) is a set of rules that requires consumer products to be safe and our obligations to ensure this.

If you have any concerns about our products, you can contact us on ProductSafety@springernature.com

In case Publisher is established outside the EU, the EU authorized representative is:

Springer Nature Customer Service Center GmbH
Europaplatz 3
69115 Heidelberg, Germany

Batch number: 10815964

Printed by Printforce, the Netherlands